Milo, 7 mois, testeur

MW01714960

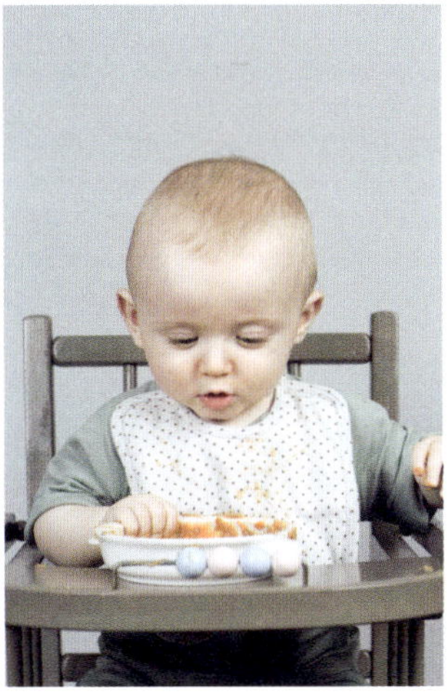

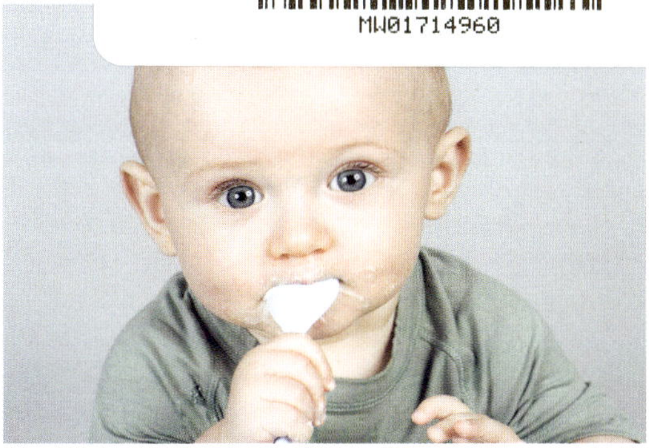

Chiara, 20 mois, goûteuse officielle

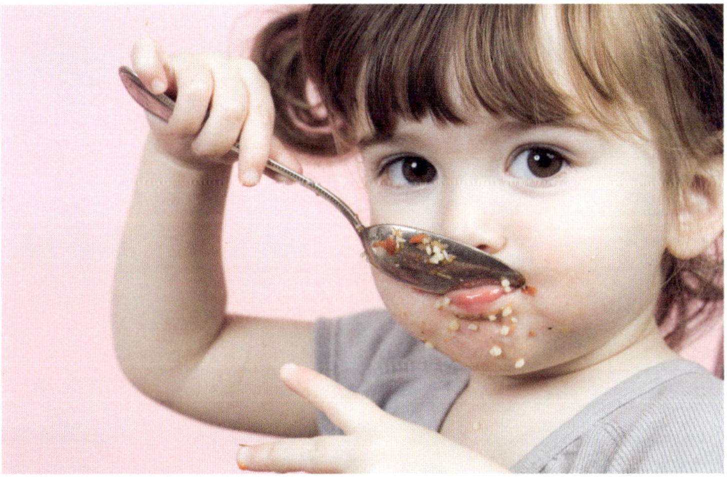

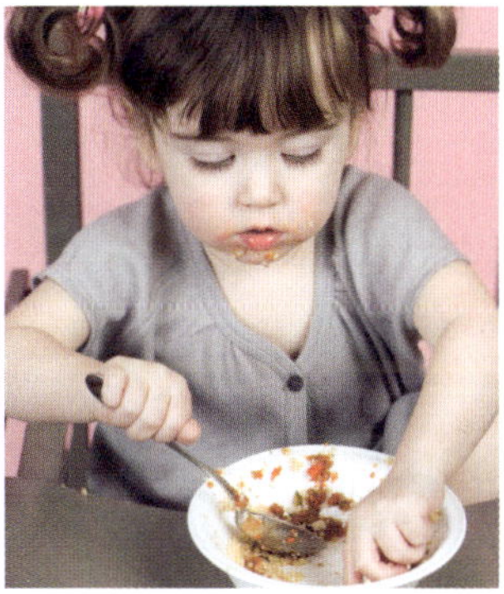

Gare aux Supermamans !

Soit. Pas toujours facile d'être une maman active. Nuits courtes, transports bondés, frigo vide, DuBoss exigeant, Chéridoux en manque d'attention... et tribu affamée ! Ce livre n'est donc pas celui d'une SuperMaman qui rafle tous les 1ers prix (Cordon bleu, Bombe sexuelle, Maman complice, Employée du mois) sans jamais se casser un ongle. Mon histoire aurait pu être la vôtre.

Au moment où mon congé maternité s'arrêtait, ma puce découvrait tout juste ses premières purées de légumes. 30 ans de conditionnement publicitaire aidant, j'ai pensé immédiatement aux petits pots : et là, big drama : un petit pot nommé « Haricots verts » contenait... 40% d'haricots verts, le reste étant de la pomme de terre – riche en...fécule ! –, du lait reconstitué, des huiles, du sel et des vitamines... de synthèse. Sans parler du goût, peu engageant. Là, j'avais un problème.

Je me suis donc mise à créer en cuisine. Au début, ce n'était pas idyllique : le soir, je troquais 2 heures de sommeil contre le même temps en cuisine pour préparer les repas hebdomadaires de ma fille. Et aujourd'hui, chers parents, au lieu de frimer et vous dire que finalement, c'est un jeu d'enfant de cuisiner quotidiennement pour sa famille, je vais vous dire la vérité : mener ma petite troupe sur le chemin du goût a été un sacerdoce. Mais je l'ai fait car j'étais persuadée du bienfondé de ma démarche et que les enfants ne pouvaient aimer les aliments sains que si ceux-ci étaient bons (une lapalissade, non ?!).

Ce que je vous propose ici, c'est mon carnet de travail, ratures, cornes et tâches de graisse exceptées. Le but : que vous vous concentriez sur l'essentiel, ma philosophie, inscrire Bébé à l'école du goût. C'est sûr, ensemble, vous et Bébé décrocherez tous les diplômes. Et quand vos copines écarquilleront leurs yeux rimellisés devant le spectacle de votre Petitou dévorant ses brocolis, vous lâcherez, blasée en apparence – mais en réalité en pleine extase –, «Je sais, il n'est pas fan des brocolis. Si tu le voyais devant ses épinards... » Tant d'efforts mérite sa petite récompense perfide...

Jenny

Jenny Carenco

les petits plats de bébé

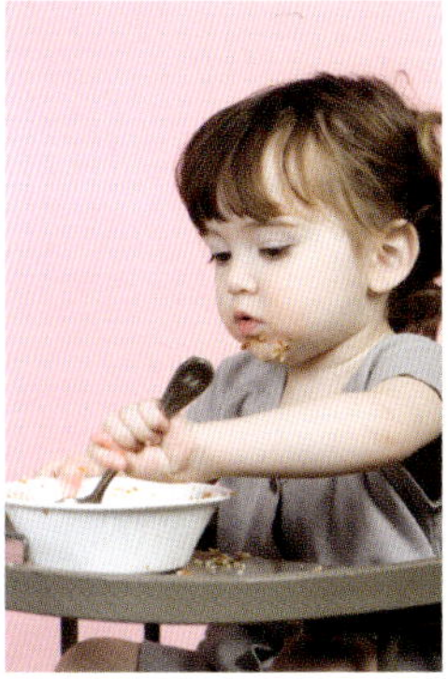

photographies de Frédéric Lucano
stylisme de Sonia Lucano
réalisation des recettes par Alisa Morov

Marabout

Sommaire

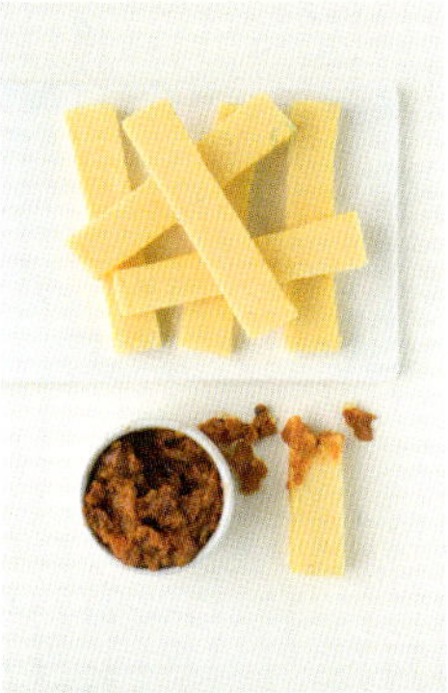
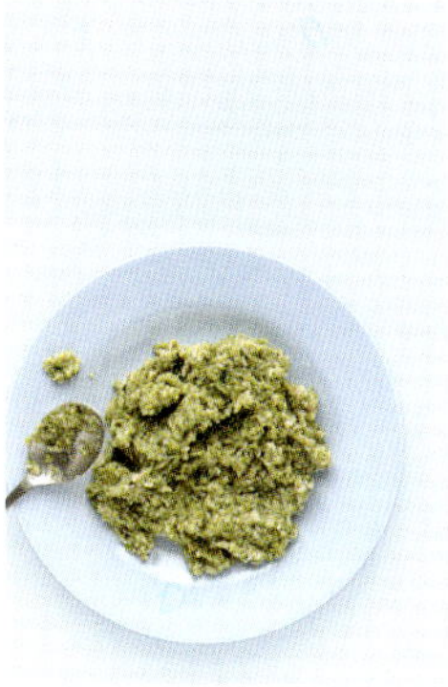
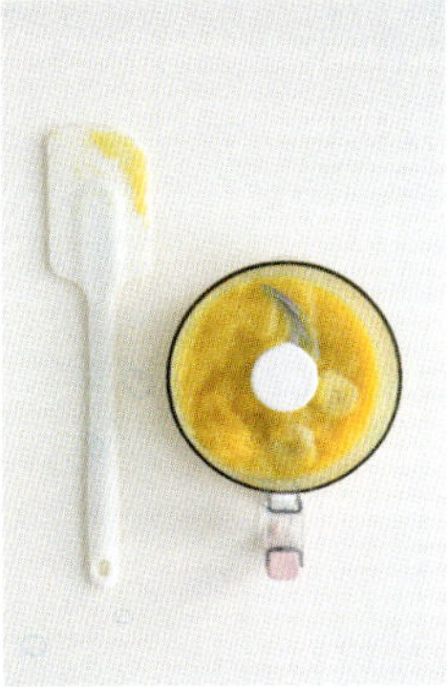
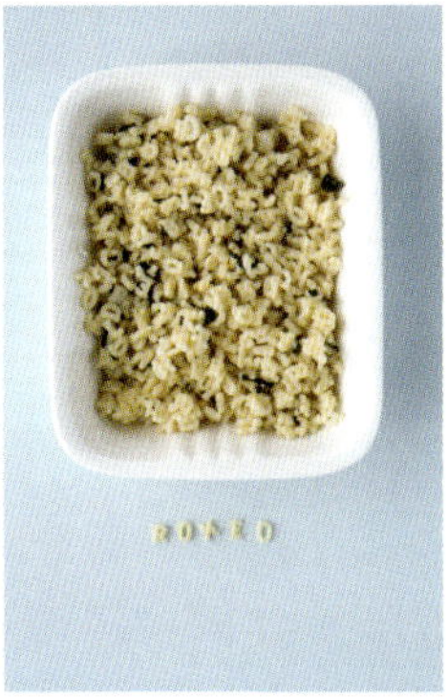
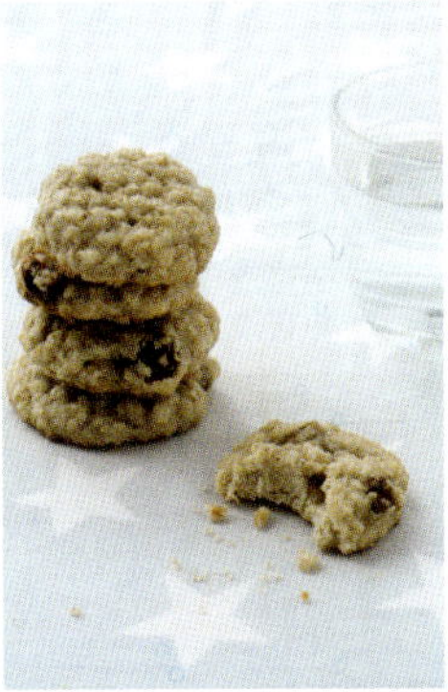
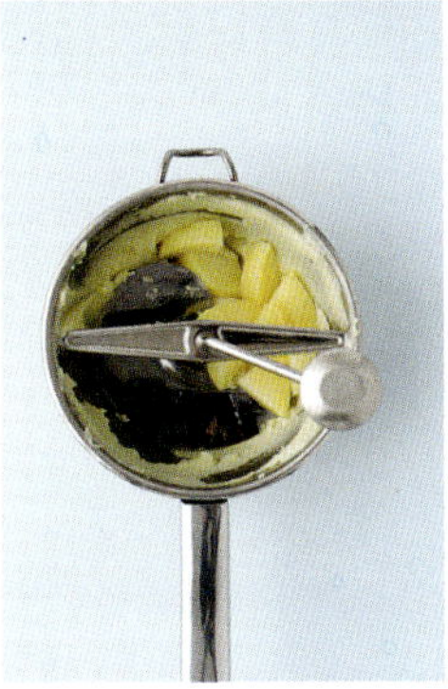
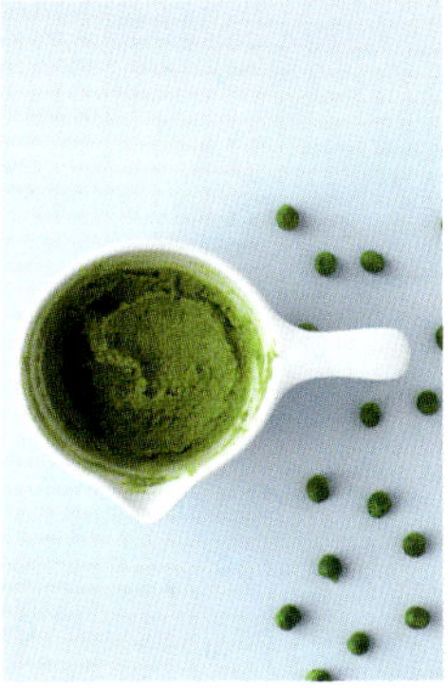
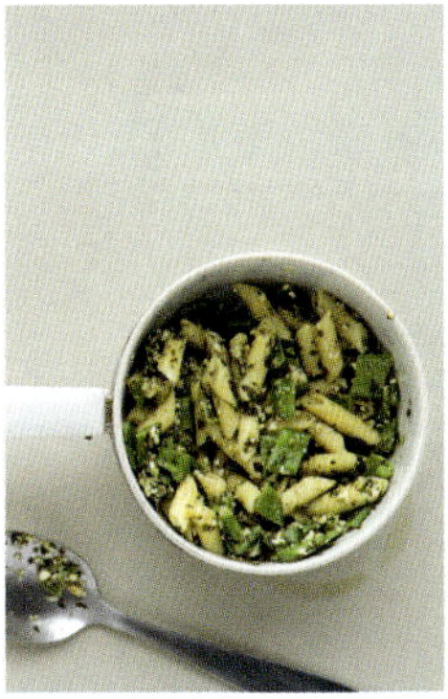
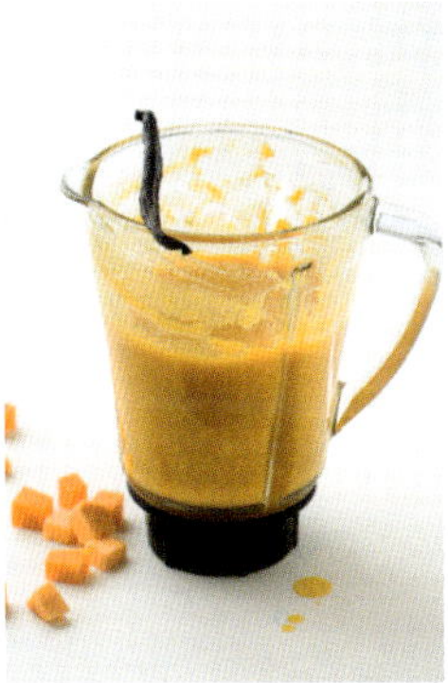
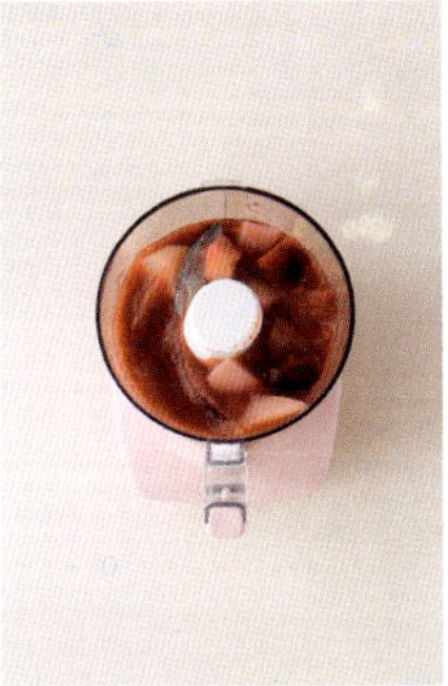
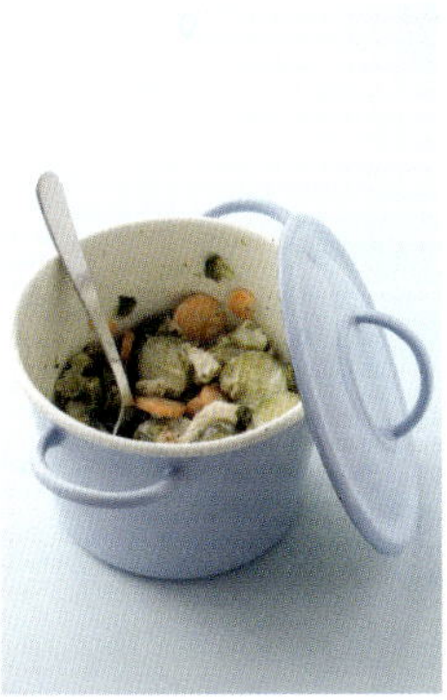

L'un des secrets de la baby-cuisine réussie? l'organisation!

Pour ne pas craquer après quelques semaines du cocktail détonant Cuisto-Métro-Boulot-Pas Dodo, votre seule bouée de sauvetage est une logistique bien huilée. Petit cours théorique : les bases d'une logistique de Championne tiennent sur les doigts d'une seule main.

règle n° 1 :

des « aliments sauveurs », tu ne te sépareras jamais

Pourquoi « sauveurs » ? Parce que si vous parvenez à les avoir toujours à portée de main, ils vous sauveront la vie, vous permettant de concocter des recettes saines, express et délicieuses pour toute la famille ! Sans ce « minimum culinaire », vous risquez de devoir faire les courses quotidiennement pour 1 ou 2 éléments manquants. Il faudra donc vous ravitailler régulièrement en « aliments sauveurs ».

règle n° 2 :

tu mutualiseras tes recettes

Oui, vous allez cuisiner des recettes pour votre bébé. Mais envisagez l'idée sous un autre angle : les légumes, ou préparations que vous allez réaliser pour le repas du gourmet en herbe, peuvent vous servir de base pour votre propre repas. Ainsi, vous n'aurez pas l'impression de passer votre soirée dans les casseroles, entre les recettes pour le petit dernier, le dîner des deux grands et le tête-à-tête avec votre cher et tendre.

règle n° 3 :

tu prépareras plus pour travailler moins

Il est des soirs où même les plus efficaces n'auront matériellement pas le temps de consacrer 20 minutes à la préparation du repas. No panic : sortez du congélateur les « boîtes d'urgence », mitonnées durant les jours de grand courage. Vous avez peur de n'avoir jamais le courage de préparer vos « boîtes d'urgence » ? Aucun problème, vous n'avez qu'à préparer de plus grandes quantités lorsque vous cuisinez le repas de Bébé.

règle n° 4 :

tu envisageras tes recettes sur une semaine

Vous vous faciliterez amplement la vie si vous parvenez à organiser vos menus. D'une part, parce que vous pourrez faire vos courses en une seule fois, vous épargnant l'horreur du supermarché bondé en rentrant du bureau. D'autre part, parce que vous pourrez planifier les recettes en fonction des temps forts de la semaine. Vos mardis soirs sont toujours serrés, amputés par l'éternelle réunion que le boss s'entête à tenir au dernier moment ? Reportez l'osso-buco et utilisez votre lundi soir, toujours calme, pour préparer une ratatouille... Pla-ni-fiez pour pouvoir dealer avec votre emploi du temps et en tirer le meilleur.

règle n° 5 :

du dimanche soir, tu feras ton allié logistique

Utilisez cette soirée pour vous avancer dans tous vos dîners de la semaine ! Une petite musique sympa en fond sonore, et en avant pour 1 heure de cuisine qui vous fera gagner du temps lorsque vous serez fatiguée, stressée, énervée. Préparez toutes les sauces qui nécessitent de mijoter, vos dîners, puis congelez-les, ne laissant que l'accompagnement (les pâtes, la semoule) à cuire à la dernière minute. Ce moment de cuisine du dimanche soir, seule avec mes pensées et ma musique, était un vrai moment de plaisir pour moi. Et quand je passais en semaine 3 minutes à réchauffer les plats préparés, c'était tout simplement l'extase.

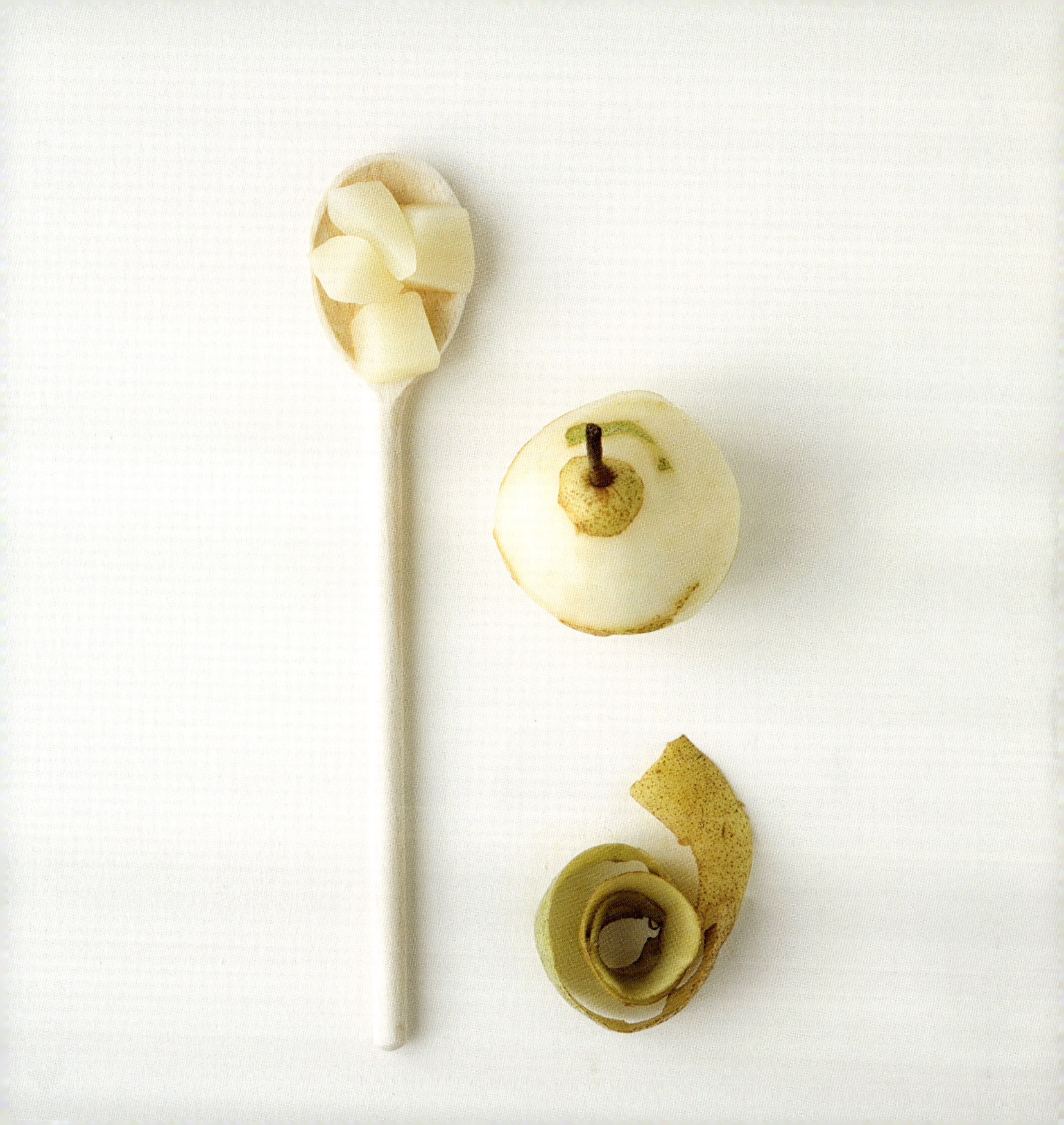

Les ustensiles indispensables

un pied mixeur / hachoir 2 en 1

Vous apprécierez les services de cette « girafe » qui transforme vos bons petits plats en délicieux veloutés pour Bébé, puis en purées épaisses et, enfin, en compotées avec morceaux. Facile à utiliser et à nettoyer.

une casserole à fond épais avec son couvercle

Investissez dans cet ustensile 4 en 1 qui vous permettra à la fois de laisser réduire un risotto, faire bouillir l'eau des pâtes, faire mijoter un ragoût et saisir une viande ! Parfait pour les petites cuisines !

un économe

Faute de, on utilisera un couteau bien tranchant. Mais le recours à l'économe vous fera faire l'économie des grosses pelures, qui renferment le plein de vitamines ! Sans parler du fait qu'il épluche en un éclair.

un presse-purée

Parce qu'il est IN-TER-DIT d'utiliser un mixeur pour faire la purée de pommes de terre – sous peine de se retrouver avec une pâte-à-glue –, optez pour un presse-purée à utiliser, nettoyer et ranger en un clin d'œil ! Vous en trouverez dans votre magasin de décoration suédois préféré !

un grand chinois ou passoire à tamis

Nul voyage en Asie à planifier : le grand chinois ou la passoire à tamis qui vous permettra à la fois d'enlever des purées, sauces, coulis et compotes tous morceaux et d'égoutter pâtes et légumes.

des boîtes hermétiques graduées

Parce qu'elles sont faciles à utiliser, congeler, réchauffer, conserver et laver, ce sont des indispensables qui vous simplifieront grandement l'organisation, et donc la vie !

papier d'aluminium

Pour emballer, cuire en papillote, pocher ou conserver, c'est l'un des incontournables d'un tiroir de cuisine.

papier sulfurisé

C'est le papier dont on a toujours peur qu'il mette le feu au four – mais NON, il est conçu spécialement pour – et qui permet de cuire sans brûler, de démouler facilement, de protéger ou de cuire en papillote.

des sacs congélation

Avec une fermeture Zip pour une praticité optimale, les sacs congélation sont indispensables. Ils permettent de conserver les restes au frais dans de bonnes conditions d'hygiène, de portionner les repas de Bébé pour les congeler ou les laisser au réfrigérateur, d'emporter sans risque de fuite les quatre-heures de votre petit gourmand.

une planche à couper et un bon couteau

Préférez une planche bien grande, en plastique (le bois est un nid à microbes) et assez souple pour vous permettre de faire plonger vos légumes émincés dans la casserole sans en faire tomber la moitié à côté.

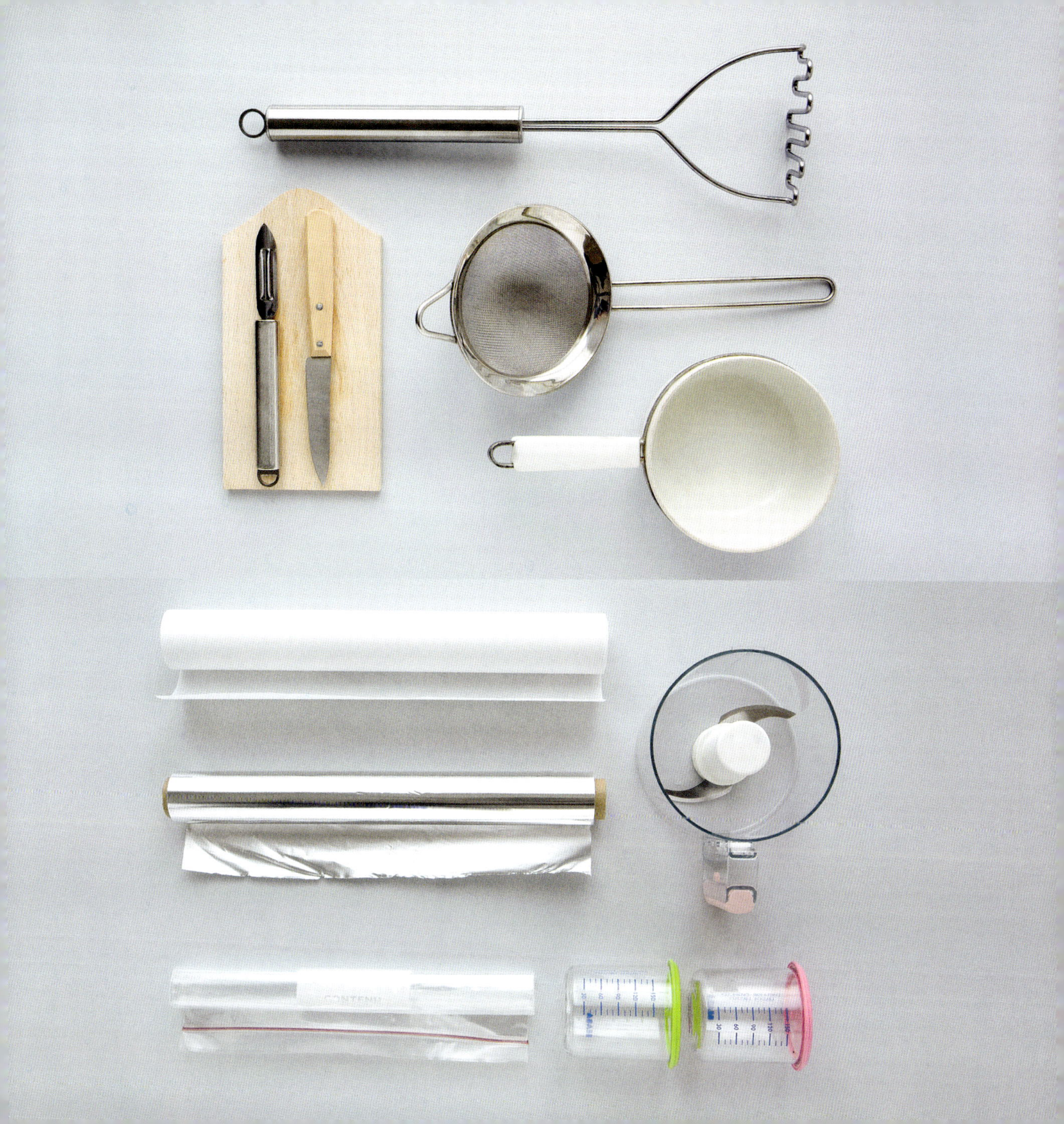

L'épicerie (aliments sauveurs 1/4)

Ce sont vos « Fondamentaux du placard », les aliments dont vous avez toujours un paquet d'avance, que vous utilisez régulièrement et dont vous contrôlez le niveau pour ne jamais en manquer. Un achat bimestriel est suffisant.

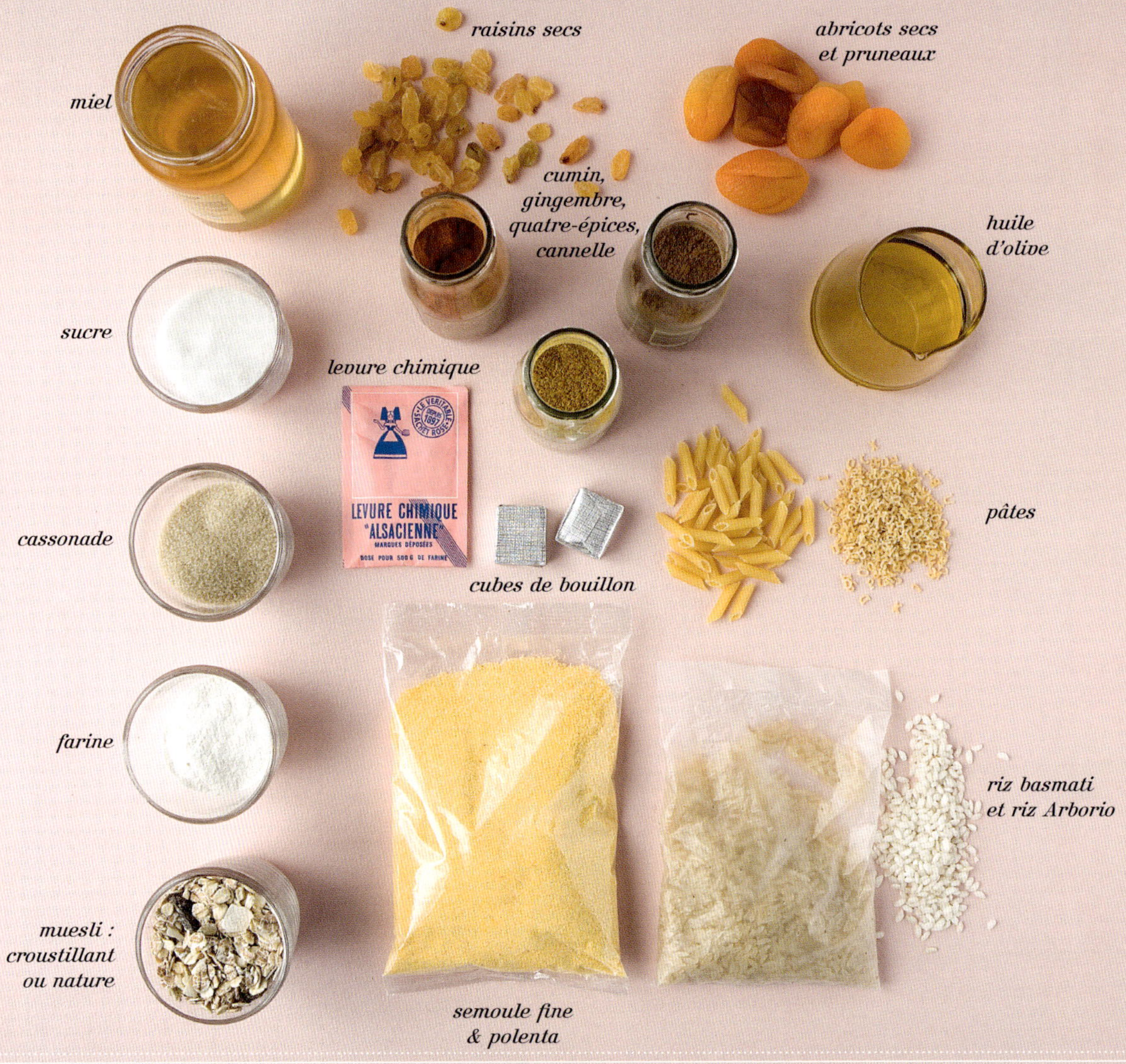

Les surgelés (aliments sauveurs 2/4)

Ce sont vos « Frozen Friends », les aliments frais qui ont été surgelés pour vous faciliter la vie culinaire : ils se conservent longtemps mais gardent les mêmes qualités nutritionnelles et gustatives que si vous veniez de les cueillir !

herbes aromatiques : basilic, ciboulette, estragon, thym, coriandre, mais aussi échalote et ail hachés

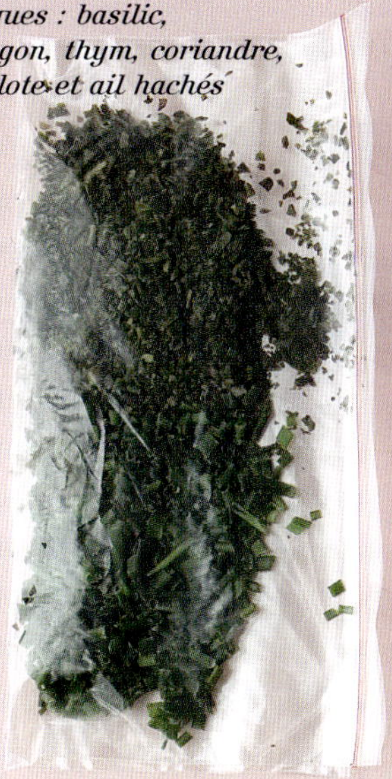

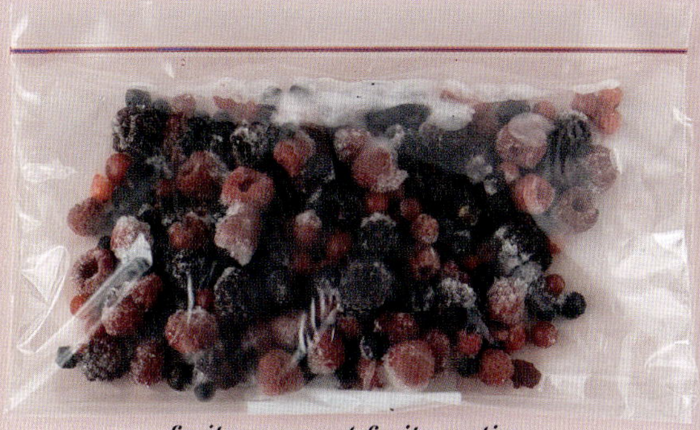

fruits rouges et fruits exotiques : mangue, litchis, ananas...

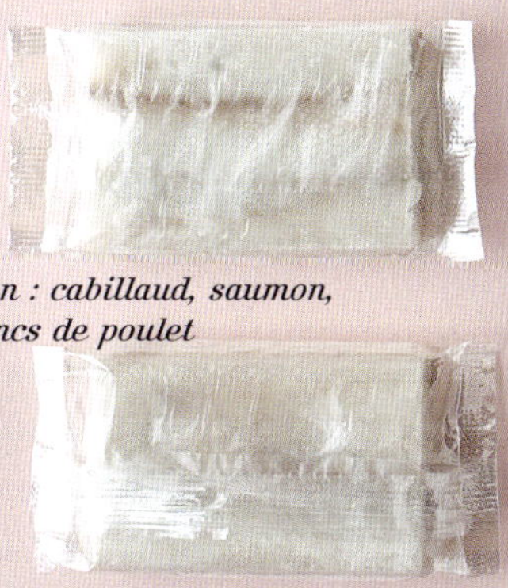

filets de poisson : cabillaud, saumon, thon et les blancs de poulet

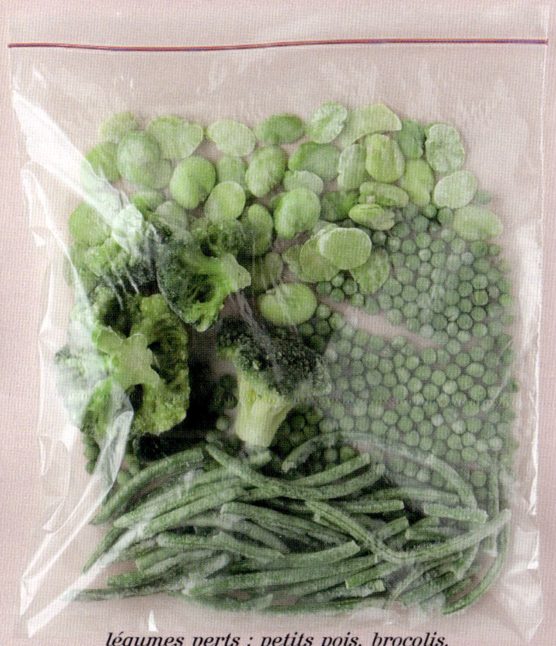

légumes verts : petits pois, brocolis, haricots verts, épinards

Le rayon frais (aliments sauveurs 3/4)

C'est votre « Panier obligatoire », la liste que vous allez prendre l'habitude d'acheter à chacune de vos virées au supermarché. Ils deviendront vos « Achats instinctifs ».

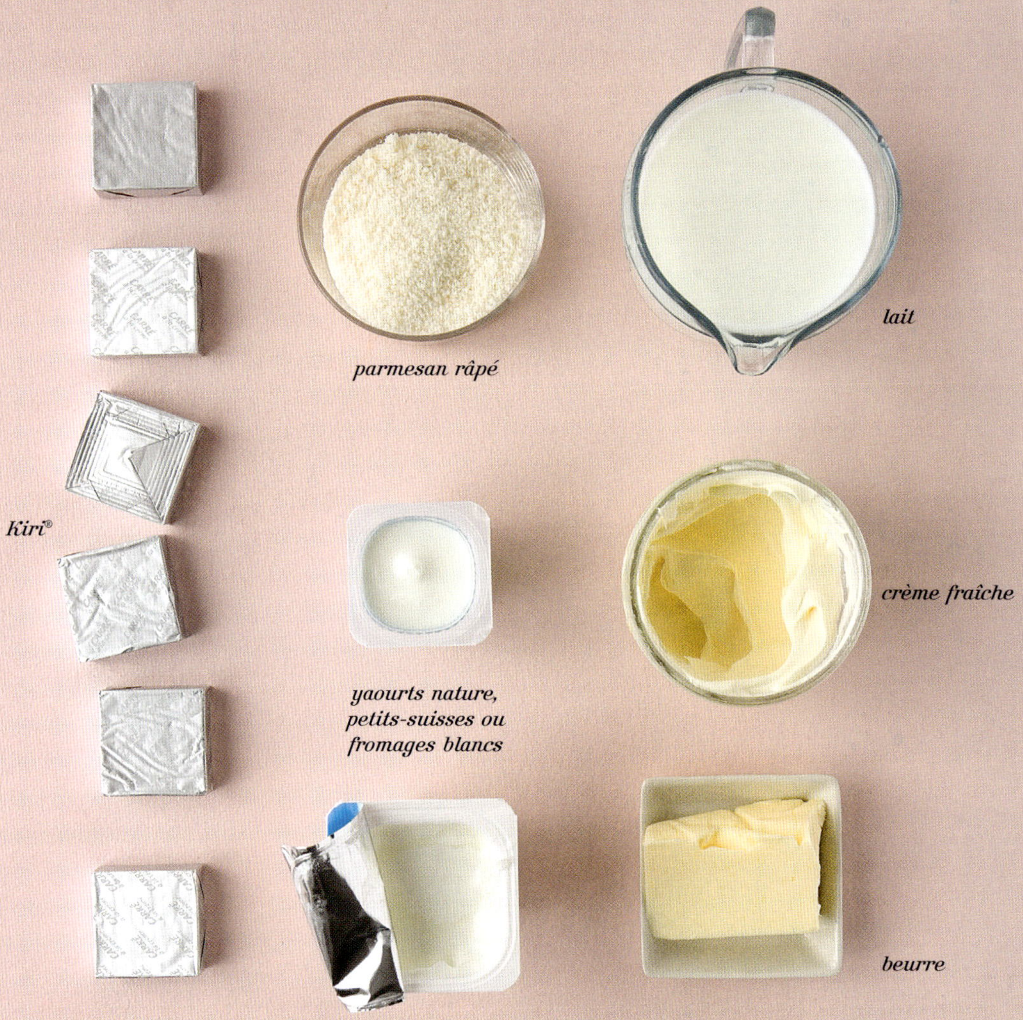

Les primeurs (aliments sauveurs 4/4)

C'est votre carte « Santé-Plaisir » ! Conservez ces trésors en petites quantités dans votre bac fraîcheur pour des plats riches en goût et en bienfaits. Et renouvelez votre mini-stock chaque semaine !

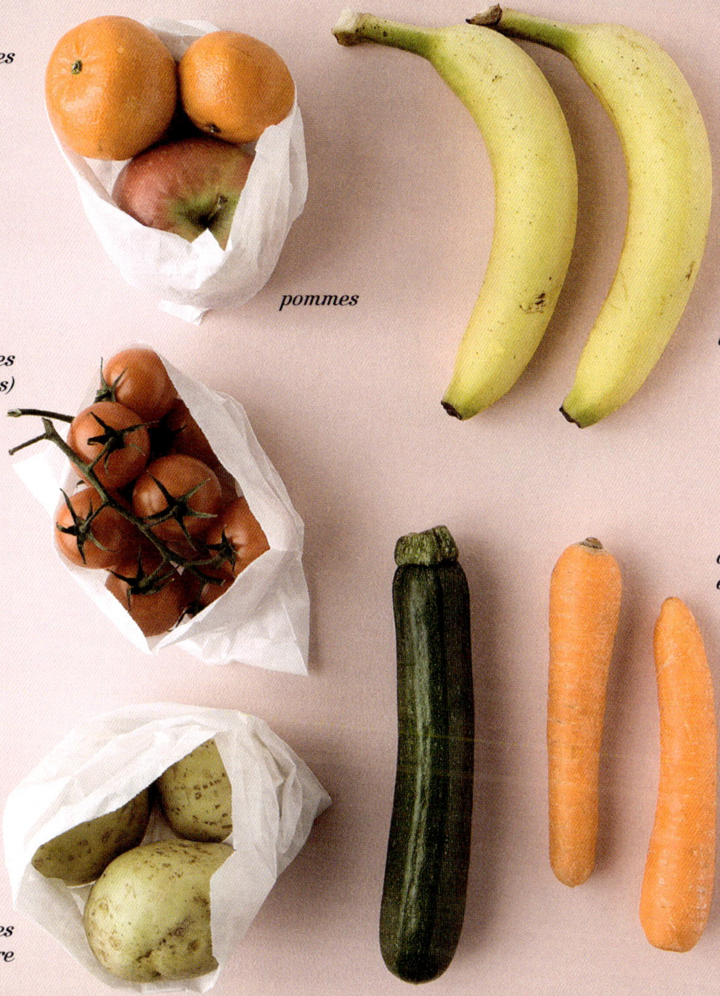

oranges

pommes

bananes

tomates (normales et cerises)

courgettes et carottes

pommes de terre

mais aussi : fruits rouges de saison

fricassée de poulet à l'estragon

15'	15'	24h	-18°

Pour 5 portions de 100 g

1 blanc de poulet d'environ 100 g
2 courgettes (environ 120 g)
2 navets (environ 100 g)
100 g de fleurettes de brocoli
80 g de haricots verts
2 c. à c. d'estragon ciselé
1 c. à c. d'huile de tournesol
¼ de cube de bouillon de légumes

1. Lavez les légumes et épluchez-les.
2. Taillez les navets en cubes. Coupez les courgettes en rondelles.
3. Coupez le blanc de poulet en morceaux.
4. Dans une casserole à fond épais, faites chauffer l'huile et dorez-y les morceaux de poulet. Ajoutez les légumes, le bouillon et l'estragon et couvrez à moitié d'eau. Faites mijoter à feu moyen sans couvrir pendant 10 minutes.
5. Retirez du feu, égouttez (réservez quelques cuillères d'eau de cuisson pour pouvoir rectifier la texture de la purée) puis mixez pour obtenir une purée lisse.
6. Ajoutez un peu d'eau de cuisson si vous trouvez la purée trop compacte ou granuleuse.

mes astuces miam-miam

Envie de frimer pour toute la famille ? Transformez cette recette en « poulet farci à l'estragon et au jambon de Parme ». Comptez un blanc de poulet d'environ 150 g par personne. Faites une incision dans le blanc de poulet en plaçant le couteau en haut du filet, au milieu de l'épaisseur, et ouvrez le filet vers le bas sans le couper en deux. Faites cuire les légumes avec l'estragon selon la recette ci-dessus, égouttez et mixez pour obtenir une purée assez compacte. Placez les blancs de poulet sur une tranche de jambon de Parme, déposez une cuillère ou deux de purée de légumes, roulez afin d'enfermer complètement les légumes et fermez avec un ou deux cure-dents. Mettez au four à 200 °C dans un plat adapté pendant 10-12 minutes. Au moment de servir, retirez les cure-dents et coupez le rouleau en deux pour exposer la jolie farce ! Servez avec une belle salade verte et du bon pain tartiné de chèvre frais.

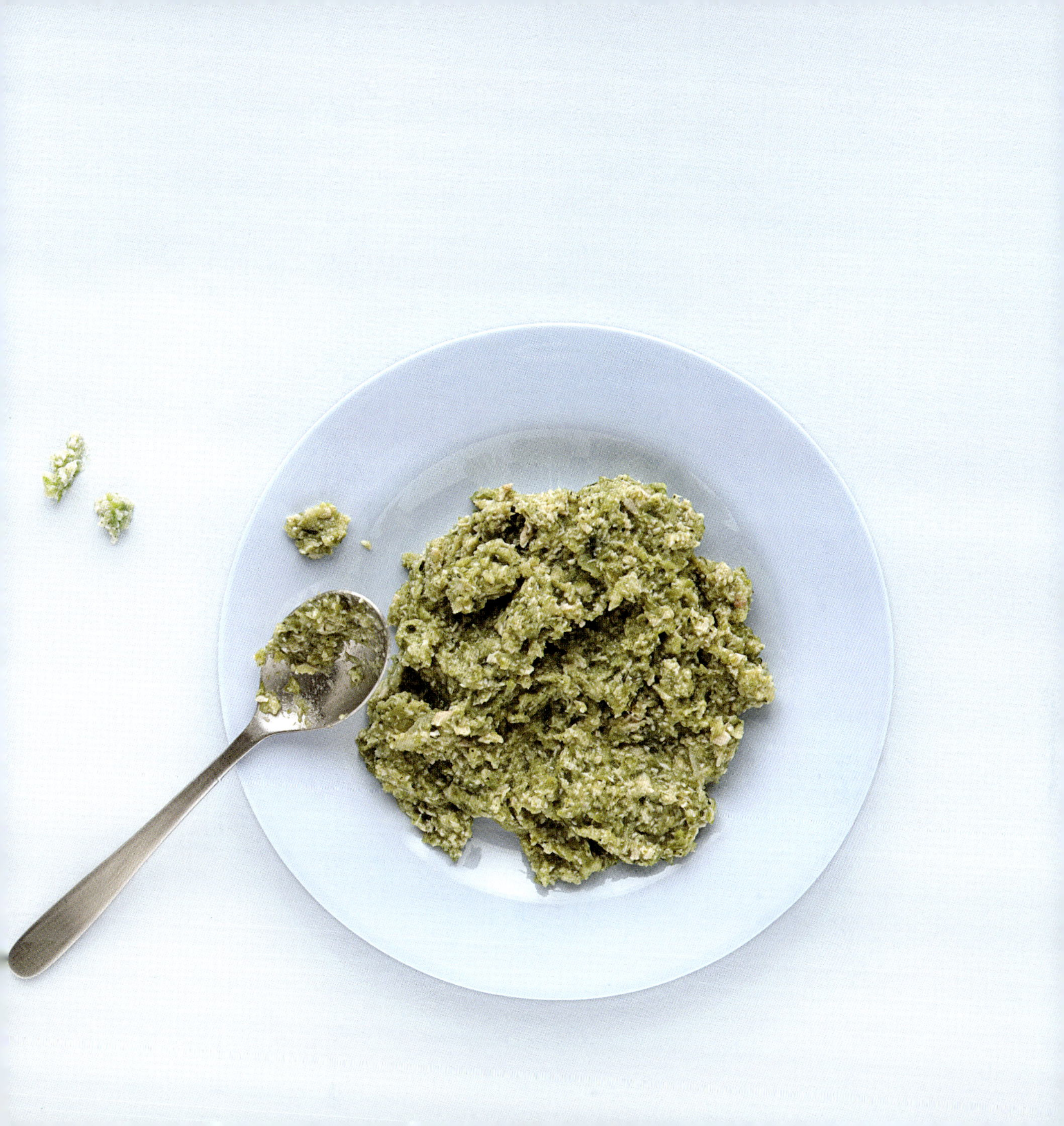

petit navarin d'agneau aux légumes verts

10'	25'	24h	-18°

Pour 5 portions de 100 g

100 g d'épaule ou de gigot d'agneau coupés en petits morceaux
2 navets (environ 100 g)
1 courgette (environ 60 g)
75 g de petits pois
75 g de haricots verts
50 g de fleurettes de brocoli
1 morceau de céleri-rave (environ 30 g)
1 c. à c. d'huile de tournesol

1. Lavez les légumes, épluchez les navets et le céleri-rave puis taillez tous les légumes en morceaux.
2. Dans une casserole à fond épais, faites chauffer l'huile et dorez-y les morceaux d'agneau. Ajoutez les navets et le céleri-rave, couvrez à moitié d'eau, couvrez et laissez mijoter pendant 15 minutes. Ajoutez les légumes verts et prolongez la cuisson encore 10 minutes.
3. Retirez du feu et mixez pour obtenir une purée lisse.

Accompagnement
Servez ce plat accompagné d'une purée de chou-fleur (voir page 22).

mes astuces miam-miam

Pour une famille de quatre personnes, doublez les quantités de la recette et comptez 100 g d'agneau par personne. Ajoutez, en même temps que les racines, 1 cube de bouillon de poule, 1 gousse d'ail écrasée et 1 cuillère à café de thym. Avant de servir, rectifiez l'assaisonnement avec une pincée de fleur de sel et du poivre noir du moulin.

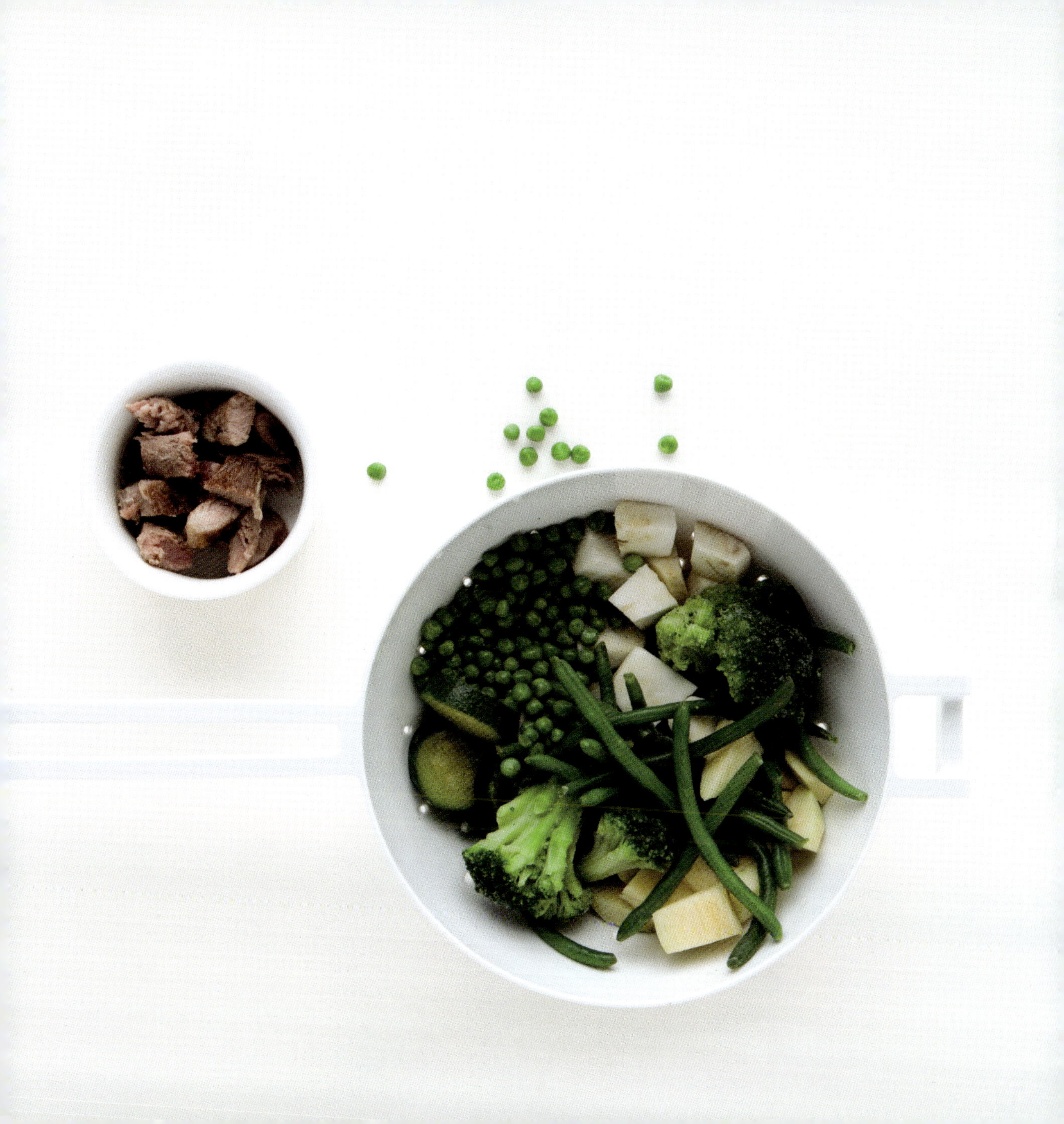

sole aux courgettes et aux fèves

10'	15'	24h	-18°

Pour 5 portions de 100 g

3-4 filets de sole (environ 100 g)
2 courgettes (environ 200 g)
150 g de fèves écossées et pelées (surgelées ou fraîches)
2 c. à c. d'échalote finement hachée
1 c. à c. d'huile d'olive
½ gousse d'ail écrasée

1. Vérifiez qu'il n'y a aucune arête dans les filets de sole.
2. Lavez et coupez les courgettes en rondelles.
3. Dans une casserole, faites chauffer l'huile et faites-y dorer l'échalote et l'ail. Ajoutez les courgettes et les fèves et faites-les cuire environ 8 minutes.
4. Placez les filets de sole sur les légumes, couvrez et poursuivez la cuisson encore 2-3 minutes.
5. Retirez du feu, vérifiez qu'il reste 2-3 cuillères à soupe d'eau de cuisson au fond de la casserole. Sinon, rectifiez en enlevant ou en ajoutant un peu d'eau.
6. Mixez pour obtenir une purée bien lisse.

Accompagnements

Servez ce plat avec une purée de patates douces (voir page 24) ou une purée de potiron (voir page 23).

mes astuces miam-miam

Si vous ne trouvez pas de fèves, remplacez-les par des petits pois. Cette recette s'adapte facilement à toute la famille. On la transforme tout simplement en un parmentier de sole aux patates douces. Au fond d'un plat allant au four, placez les courgettes, les fèves, l'ail, l'échalote, quelques gouttes de jus de citron et le basilic. Déposez les filets de sole crus (comptez 2-3 filets par personne selon leur taille) sur les légumes et couvrez le tout d'une purée de patates douces (voir page 24). Enfournez à 200 °C pendant 20 minutes, et voilà !

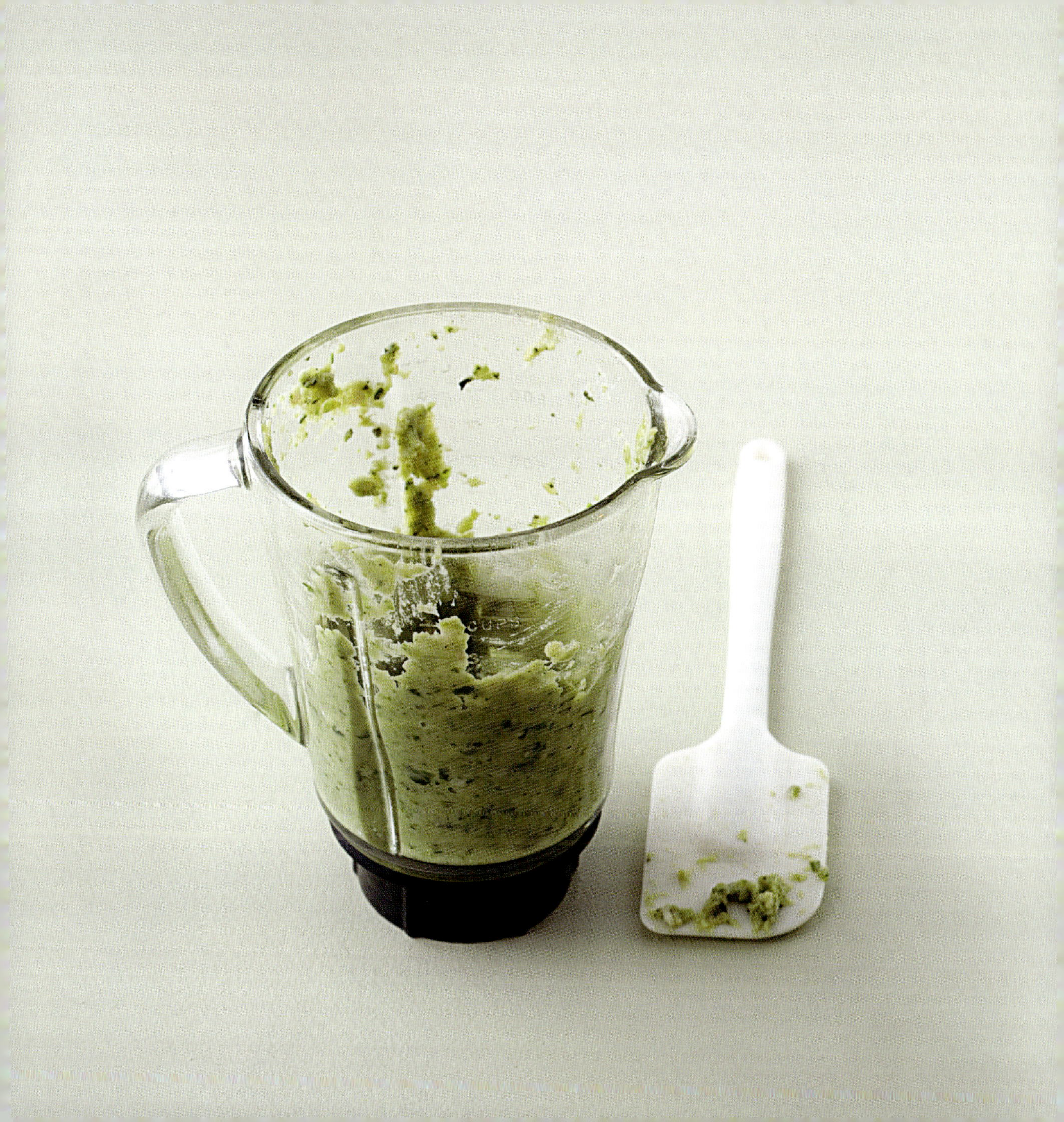
CUPS

ragoût de bœuf à l'italienne

5'	25'	24^h	-18°

Pour 5 portions de 100 g

100 g de viande de bœuf à mijoter (macreuse, collier…)
3 carottes (environ 70 g)
6 grosses tomates (environ 200 g)
2 courgettes (environ 120 g)
1 branche de céleri (environ 20 g)
1 c. à c. d'huile d'olive
½ gousse d'ail
2 c. à s. de concentré de tomates
½ c. à c. de thym

1. Lavez les légumes et épluchez les carottes. Taillez les légumes en dés et coupez la viande en petits morceaux. Hachez l'ail.
2. Dans une casserole à fond épais, faites chauffer l'huile et dorez-y l'ail et la viande. Ajoutez les légumes, le concentré de tomates, le thym et 10 cl d'eau. Couvrez et laissez mijoter pendant 25 minutes.
3. Retirez du feu et mixez pour obtenir une texture lisse.

Accompagnements

Servez ce plat accompagné d'une purée douce de panais (voir page 25) ou d'une purée d'avocat (voir page 29).

mes astuces miam-miam

Ce plat est également délicieux avec des pâtes. Si vous le servez ainsi, proposez-le avec des légumes verts en plus, type haricots verts.

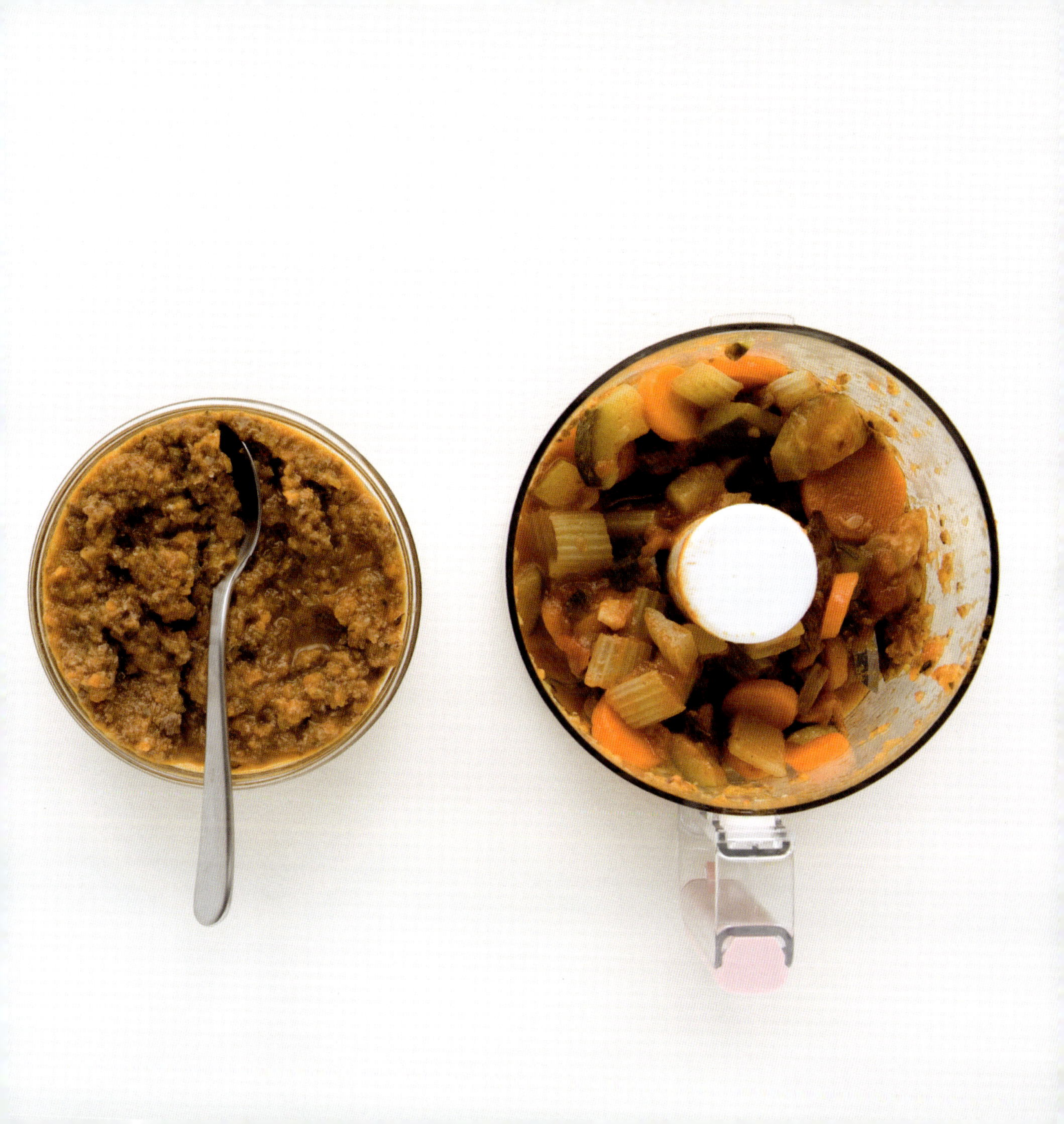

saumon aux épinards

5'	15'	24h	-18°

Pour 5 portions de 100 g

1 filet de saumon d'environ 100 g
500 g d'épinards en branches, surgelés (bio de préférence)
2 cuillères à soupe de crème fraîche
¼ de cube de bouillon aux herbes ou de bouillon de légumes
1 c. à c. de jus de citron

1. Vérifiez qu'il n'y a aucune arête dans le saumon et coupez-le en petits cubes.
2. Disposez les cubes de saumon crus dans une assiette et nappez de jus de citron. Laissez reposer.
3. Dans une casserole, couvrez tout juste d'eau les épinards et le ¼ de cube de bouillon. Faites bouillir, puis laissez cuire pendant 10 minutes. Ajoutez les cubes de saumon et prolongez la cuisson encore 5 minutes.
4. Égouttez et remettez la casserole sur le feu. Incorporez la crème fraîche, mélangez bien et faites juste chauffer.
5. Mixez pour obtenir une purée bien lisse.

Accompagnements

Servez ce plat accompagné d'une purée de pommes de terre à l'ancienne (voir page 31) ou d'une purée de navets (voir page 30).

mes astuces miam-miam

Ce plat se prépare également très bien avec des poissons blancs, comme le cabillaud ou la sole. Pour cela, supprimez le jus de citron qui risque de trop dominer le goût plus fin du poisson blanc.

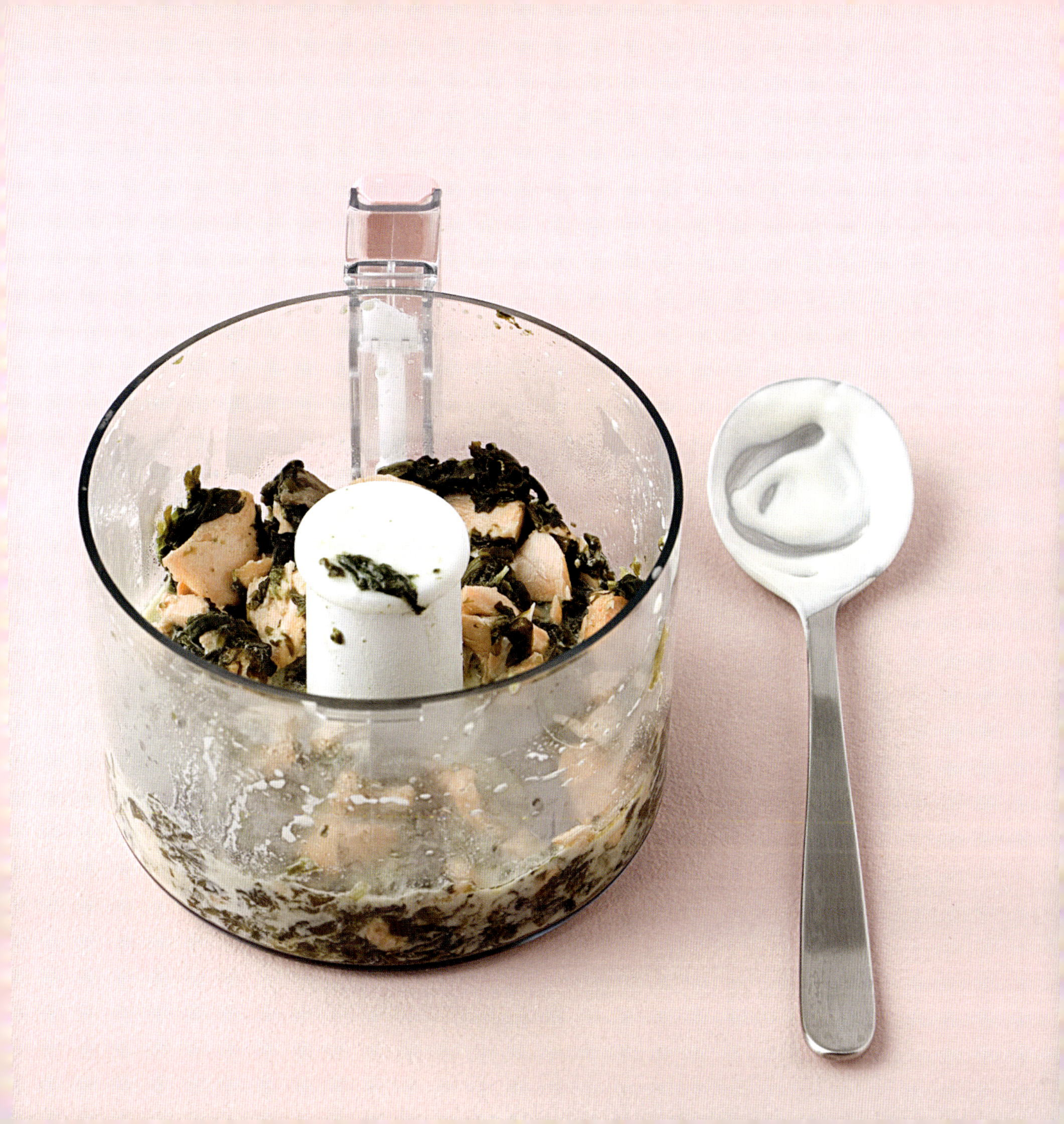

purée de chou-fleur

7' | 15' | 24h | -18°

Pour 5 portions de 100 g :

600 g de fleurettes de chou-fleur (fraîches ou surgelées)
20 cl de lait
1 noisette de beurre (10 g)

1. Lavez et coupez les fleurettes si vous en utilisez des fraîches.
2. Dans une casserole, faites bouillir le lait, ajoutez-y les fleurettes et laissez cuire à feu moyen (le lait déborde très facilement) pendant 15 minutes.
3. Ôtez le lait, mais gardez-le de côté pour ajuster la texture.
4. Mixez le chou-fleur avec la noisette de beurre et incorporez un peu de lait pour avoir une purée bien lisse et onctueuse.

mes astuces miam-miam

Mettez un brin de thym dans la casserole 5 minutes avant la fin de la cuisson. Ôtez-le avant de mixer. Le thym adoucit mais ne dénature pas le goût du chou-fleur.

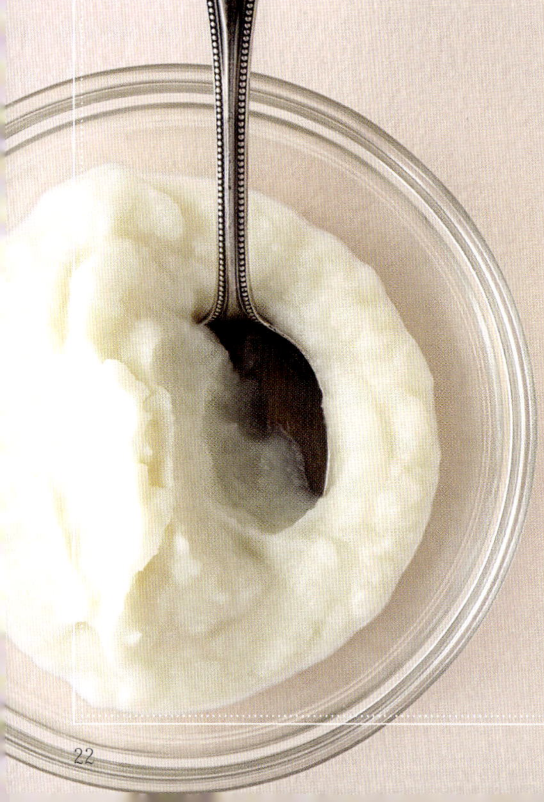

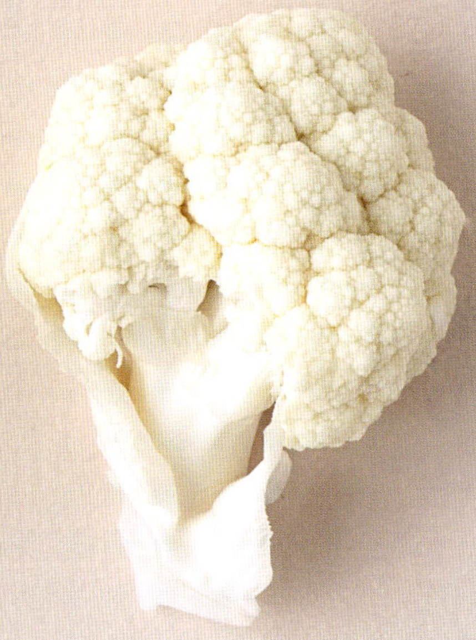

purée de potiron

10' | 15' | 24h | -18°

Pour 5 portions de 100 g

1 tranche de 750 g de potiron (le potiron perd beaucoup d'eau à la cuisson)
1 belle pomme de terre monalisa
1 noisette de beurre (10 g)
2-3 gouttes de jus de citron

1. Lavez, épluchez le potiron et la pomme de terre, puis taillez-les en cubes.
2. Dans une casserole, couvrez les cubes d'eau, faites bouillir et laissez cuire pendant 15 minutes. Égouttez.
3. Mixez avec la noisette de beurre et le citron pour obtenir une purée bien lisse.

mes astuces miam-miam

Cette purée est encore meilleure agrémentée de vanille ou d'une pincée de cumin. Pour la vanille, ouvrez une gousse et grattez les petites graines avec un couteau et ajoutez-la au potiron juste avant de mixer. Pour le cumin, ajoutez ¼ de cuillère à café de cumin moulu avant de mixer. Le goût du potiron peut parfois être un peu « terreux ». Des gouttes de citron ajoutent juste la touche d'acidité nécessaire pour contrebalancer cela et relever ainsi le goût naturel du potiron.

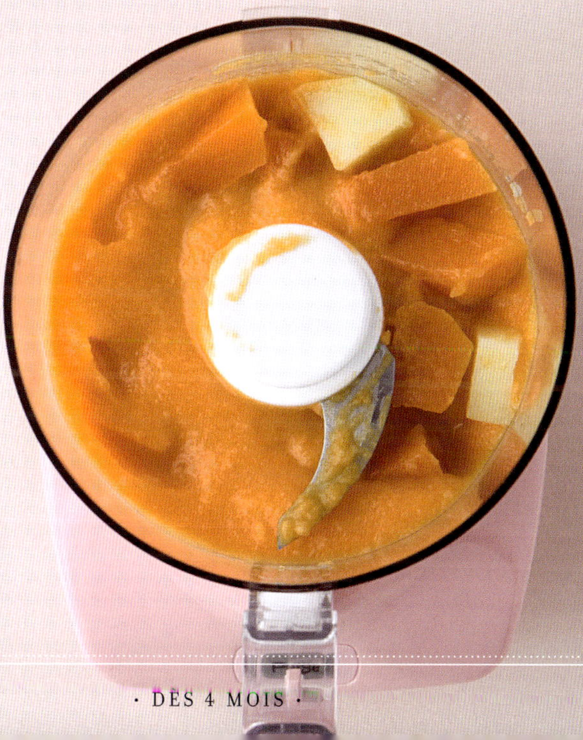

purée de patates douces

5'	15'	24h	-18°

Pour 5 portions de 100 g

3 grosses patates douces (soit environ 600 g)
1 noisette de beurre (10 g)

1. Lavez et épluchez les patates douces, puis taillez-les en cubes.
2. Dans une casserole, couvrez les cubes de patates douces d'eau, faites bouillir et laissez cuire pendant 15 minutes. Égouttez.
3. Mixez avec la noisette de beurre pour obtenir une purée bien lisse.

mes astuces miam-miam

La patate douce a un goût doux et sucré, très apprécié des enfants. Pour les plus grands, je coupe souvent les patates douces en bâtonnets que je fais rôtir au four pendant 20 minutes environ. Le goût devient ainsi plus prononcé et les enfants adorent les manger avec les doigts !

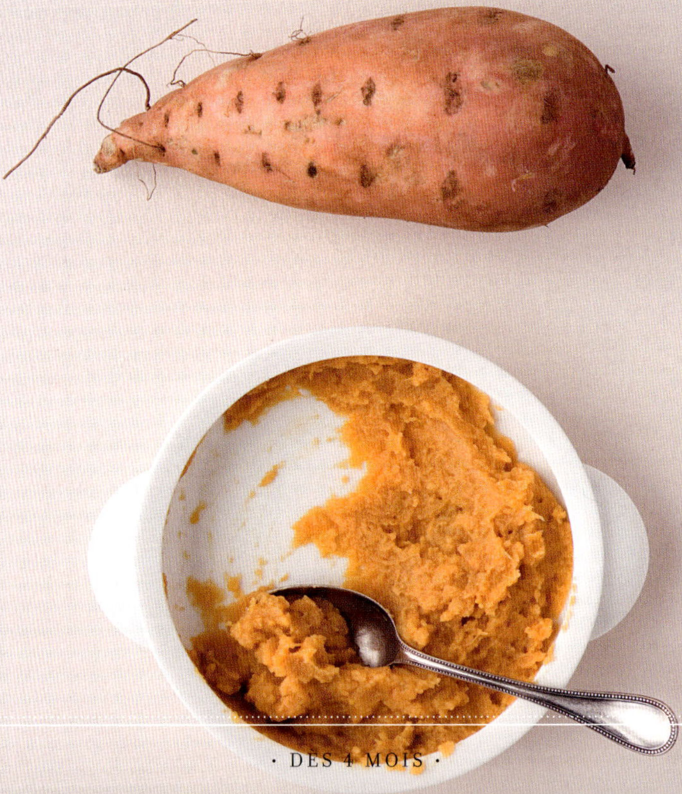

purée de panais

10' | 15' | 24h | -18°

Pour 5 portions de 100 g

4 panais (soit environ 600 g)
20 cl de lait
1 noisette de beurre (10 g)

1. Lavez et épluchez les panais, puis taillez-les en cubes.
2. Dans une casserole, couvrez les cubes de lait, faites bouillir et laissez cuire pendant 15 minutes. Égouttez. Gardez un peu de lait de côté.
3. Mixez avec la noisette de beurre pour obtenir une purée bien lisse et ajoutez un peu de lait pour que la purée soit bien onctueuse.

mes astuces miam-miam

Variez cette purée en remplaçant un panais par une pomme sucrée (belle de Boskoop ou similaire). Ajoutez la pomme épluchée et coupée en morceaux 5 minutes avant la fin de la cuisson du panais. Ôtez l'excédent de lait pour que la purée ne soit pas trop liquide. Mixez.
Cette purée, plus sucrée et fruitée, est excellente même pour les tout-petits. Pour les grands, je la sers avec un bon bœuf bourguignon ou avec des côtelettes d'agneau.

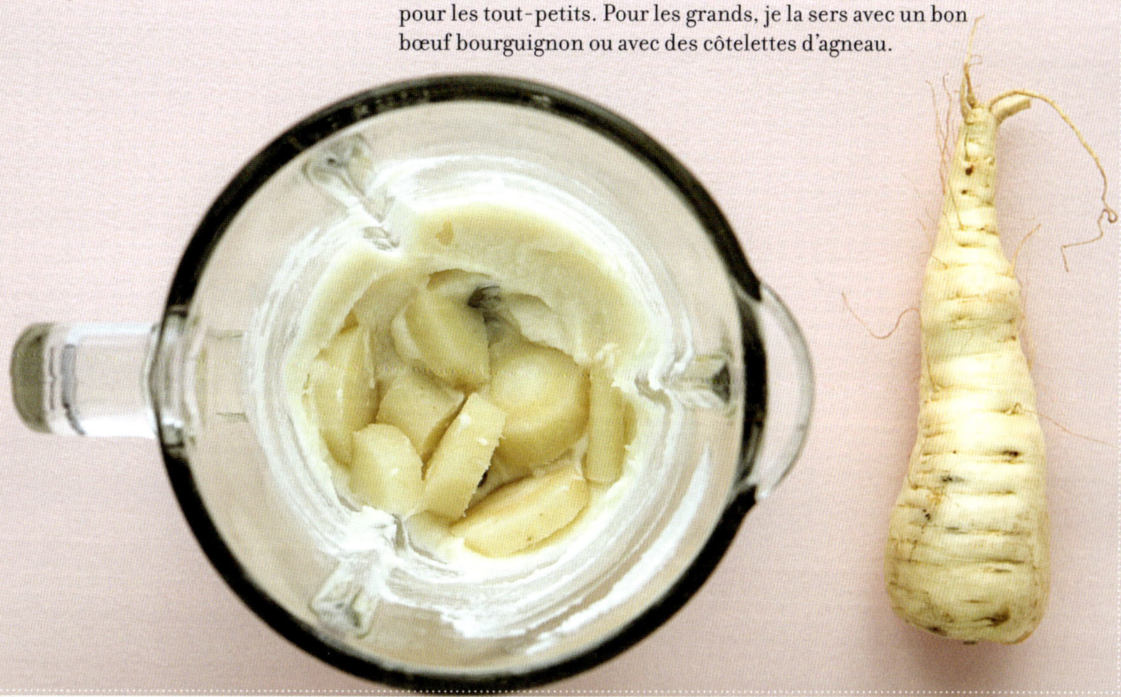

purée de brocolis

7'	10'	24h	-18°

Pour 5 portions de 100 g

600 g de fleurettes de brocoli (fraîches ou surgelées)
1 c. à c. d'huile d'olive

1. Lavez et coupez les fleurettes si vous en utilisez des fraîches.
2. Dans une casserole, couvrez les fleurettes à moitié d'eau, faites bouillir et laissez cuire sans couvrir pendant 10 minutes. Il doit rester très peu d'eau en fin de cuisson, environ 2 cuillères à soupe.
3. Mixez les fleurettes de brocoli avec l'eau de cuisson restante et l'huile d'olive.

mes astuces miam-miam

Pour rendre plus douce et plus onctueuse cette purée au goût corsé, j'ajoute 2 portions de fromage fondu, type Kiri®, au moment de mixer.
Vous pouvez également mettre quelques feuilles de persil plat ou de sauge avant de mixer. C'est tout simplement excellent !

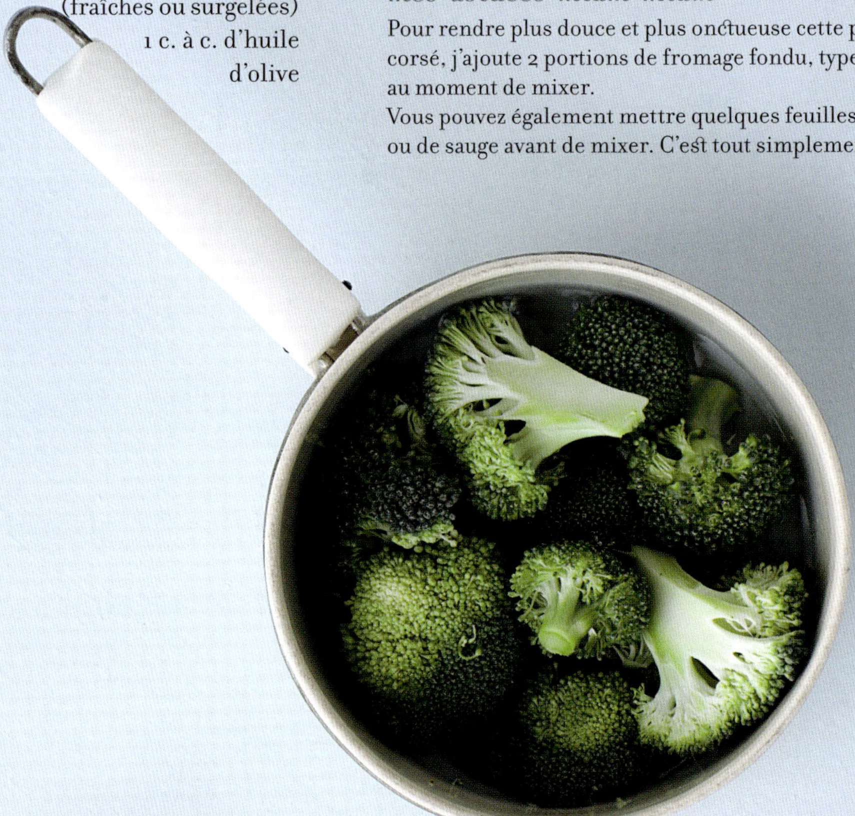

purée de petits pois

5' 10' 24h -18°

Pour 5 portions de 100 g

500 g de petits pois surgelés
2 c. à s. de crème fraîche

1. Dans une casserole, couvrez les petits pois d'eau, faites bouillir et laissez cuire pendant 7-8 minutes. Égouttez.
2. Mixez avec la crème fraîche pour obtenir une purée bien lisse.

mes astuces miam-miam

Pour une petite note acidulée, mixez-les avec 2 feuilles de menthe fraîche. Excellent pour Bébé comme pour toute la famille avec, par exemple, de l'agneau grillé. Certains enfants n'aiment pas la texture un peu granuleuse que la purée de petits pois revêt à cause de sa peau légèrement épaisse. Personnellement, je trouve positif que les bébés s'habituent aux textures naturelles des aliments mais, au besoin, passez cette purée au chinois pour une purée encore plus lisse.

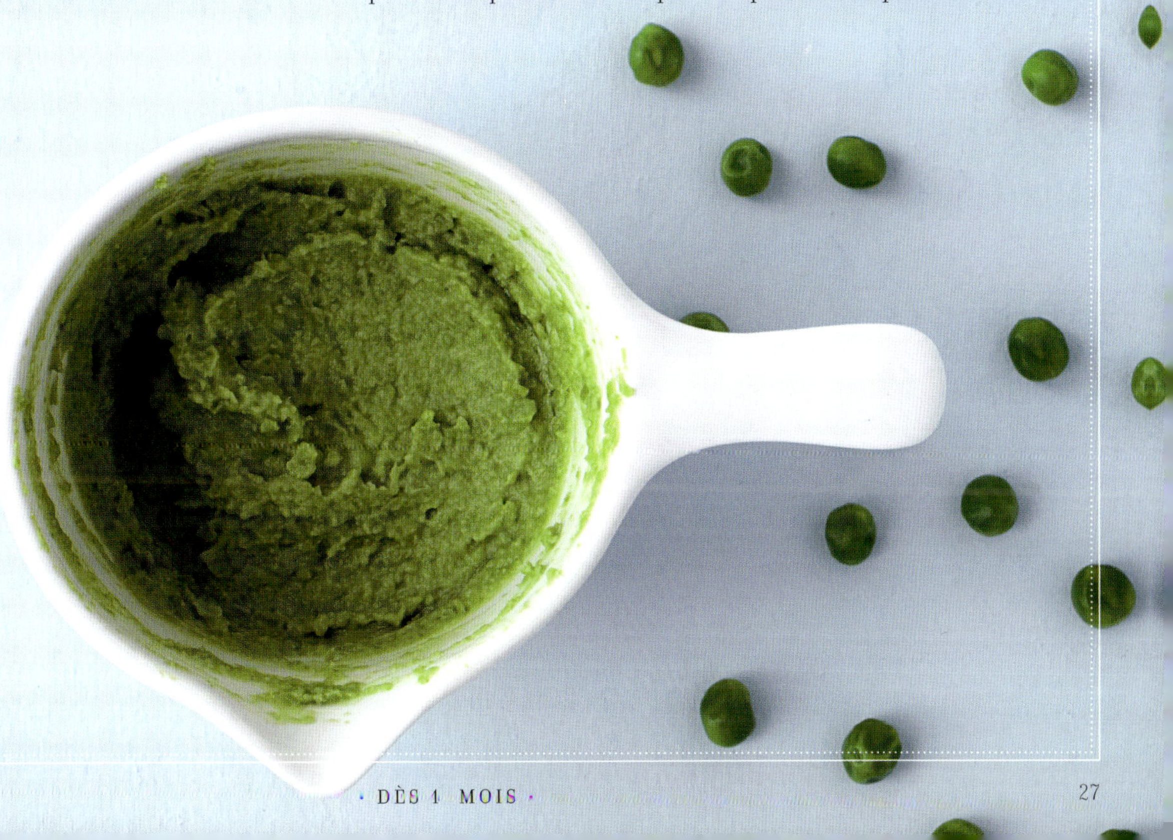

purée de haricots verts

5' | 10' | 24h | -18°

Pour 5 portions de 100 g

500 g de haricots verts frais ou surgelés
1 c. à c. d'huile d'olive

1. Équeutez les haricots verts si vous en utilisez des frais.
2. Dans une casserole, couvrez-les à moitié d'eau, faites bouillir et laissez cuire sans couvrir pendant 10 minutes. Il doit rester très peu d'eau en fin de cuisson (environ 2 cuillères à soupe). Mixez les haricots verts avec l'eau de cuisson restante et l'huile d'olive.

mes astuces miam-miam

Cette purée peut aussi être faite en remplaçant la moitié des haricots verts par des petits pois. C'est très bon, un peu sucré et plus onctueux que la purée 100 % haricots verts. Pour une note estivale, ajoutez 2 feuilles de basilic avant de mixer. Le basilic se marie à merveille avec les deux variations de cette purée verte.

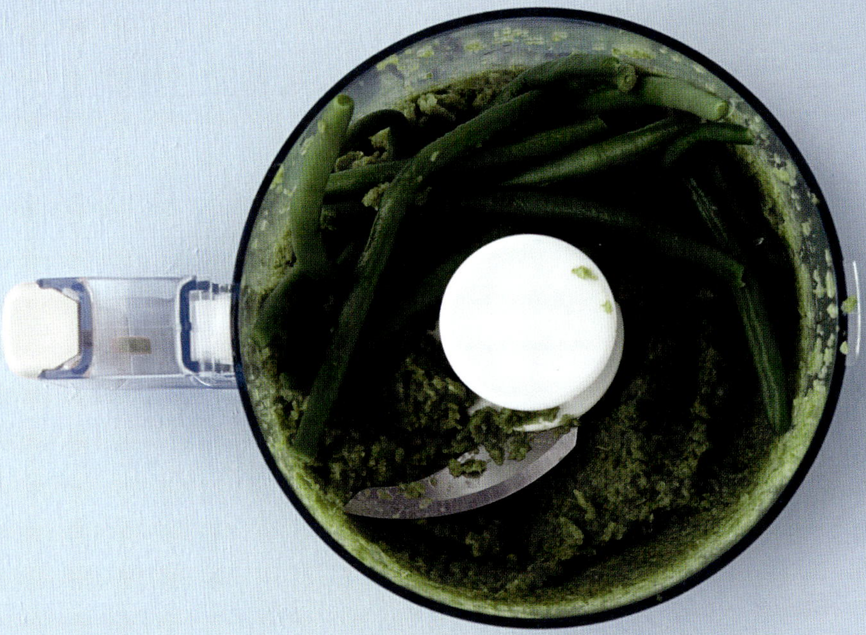

purée d'avocat

5' 5'

Pour 1 portion de 100 g

1 avocat bien mûr
2-3 gouttes de jus de citron

1. Ouvrez l'avocat et ôtez le noyau.
2. Avec une cuillère, sortez la chair de l'avocat et mettez-la dans un bol.
3. Mixez avec les gouttes de citron pour préserver la couleur verte.

mes astuces miam-miam

Contrairement aux autres fruits, l'avocat ne mûrit pas sur l'arbre, mais seulement une fois coupé. Un avocat dur est donc un signe de fraîcheur ! Pour le faire mûrir, laissez-le simplement à température ambiante, dans un papier kraft brun. Une astuce pour accélérer le processus: placez-le à côté d'une banane ou d'une pomme. En dégageant naturellement de l'éthylène, ces fruits le feront mûrir plus vite ! Ma fille, Maya, continue à dévorer cette purée avec du poulet, de la viande grillée ou du poisson, comme le thon ou l'espadon. Maintenant qu'elle est plus grande, nous ajoutons une micro-pincée de fleur de sel et une goutte de Tabasco dans son guacamole façon enfant.

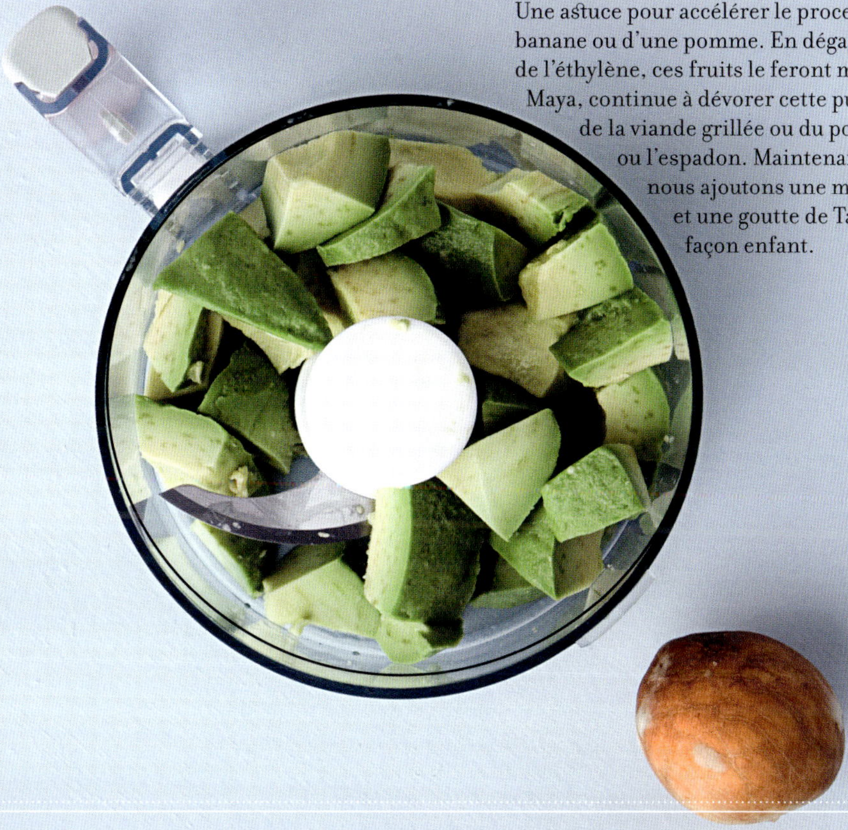

purée de navets

10' | 15' | 24h | -18°

1. Lavez et épluchez les navets, puis coupez-les en morceaux.
2. Dans une casserole, couvrez-les d'eau et laissez-les cuire pendant 15 minutes.
3. Égouttez et mixez les navets avec la noisette de beurre.

Pour 5 portions de 100 g

10 navets (environ 500 g)
1 noisette de beurre (10 g)

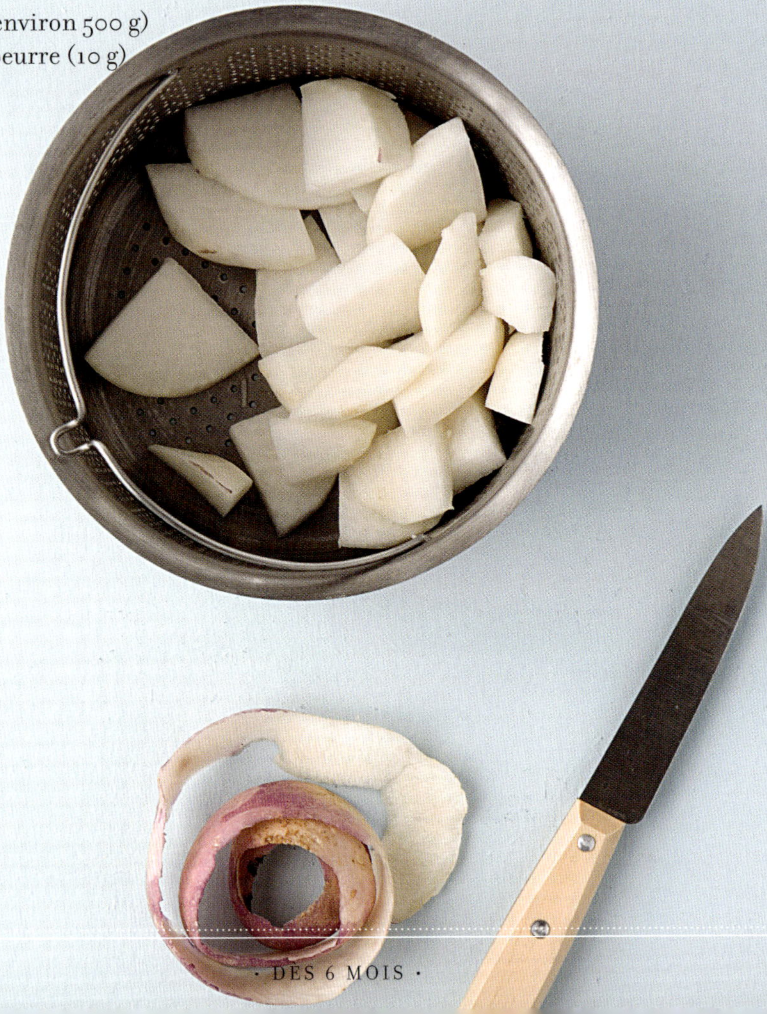

purée de pommes de terre à l'ancienne

10' | 15' | 24h | -18°

Pour 5 portions de 100 g

5 grosses pommes de terre (environ 400 g)
10 cl de lait
1 noisette de beurre (10 g)

1. Lavez et épluchez les pommes de terre et coupez-les en morceaux.
2. Dans une casserole, couvrez-les d'eau et laissez-les cuire pendant 15 minutes.
3. Égouttez-les et écrasez-les avec le lait et la noisette de beurre.
4. Ne mixez jamais les pommes de terre : elles prennent la consistance d'une glue immangeable, due à leur forte teneur en amidon.

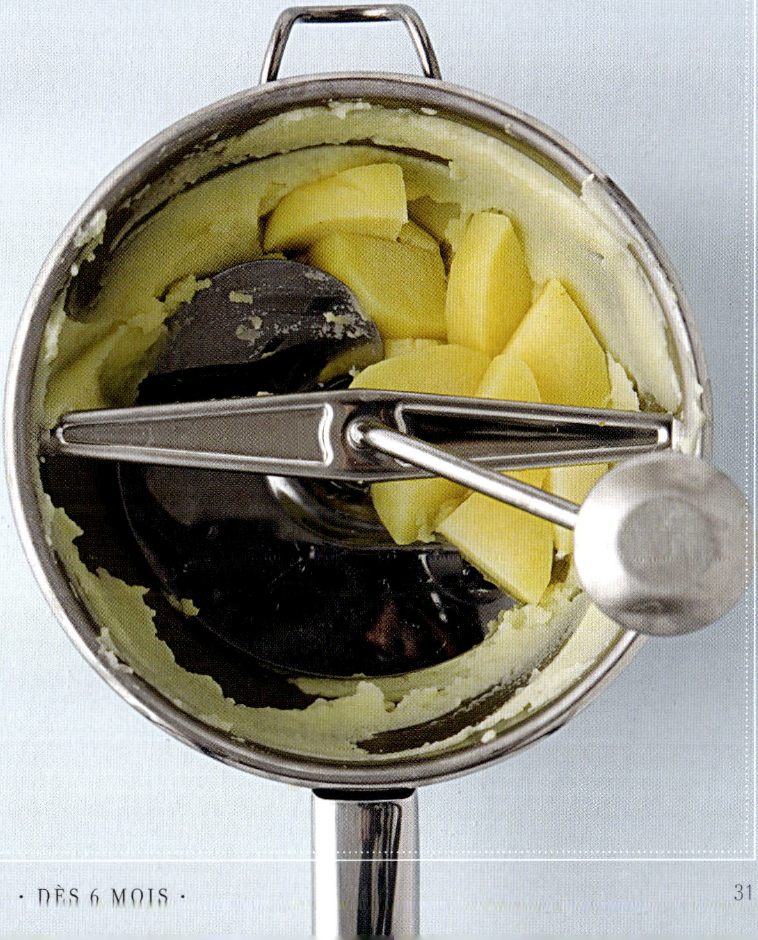

semoule fine à l'orange

5' 5'

Pour 1 portion de 100 g

7 cl de jus d'orange
50 g de semoule fine

1. Dans une casserole, portez le jus d'orange à ébullition.
2. Hors du feu, ajoutez la semoule, remuez, couvrez et laissez gonfler 5 minutes.
3. Enlevez le couvercle et aérez la semoule avec une fourchette avant de servir.

mes astuces miam-miam

La semoule seule est trop sèche pour votre bébé ? Il a du mal à la déglutir ? Mettez 10 cl de jus d'orange pour l'humidifier plus et incorporez 2 grosses cuillères à soupe de purée de carottes. Si vous la servez ainsi, vous pouvez facilement la congeler et donc préparer plusieurs portions d'avance.

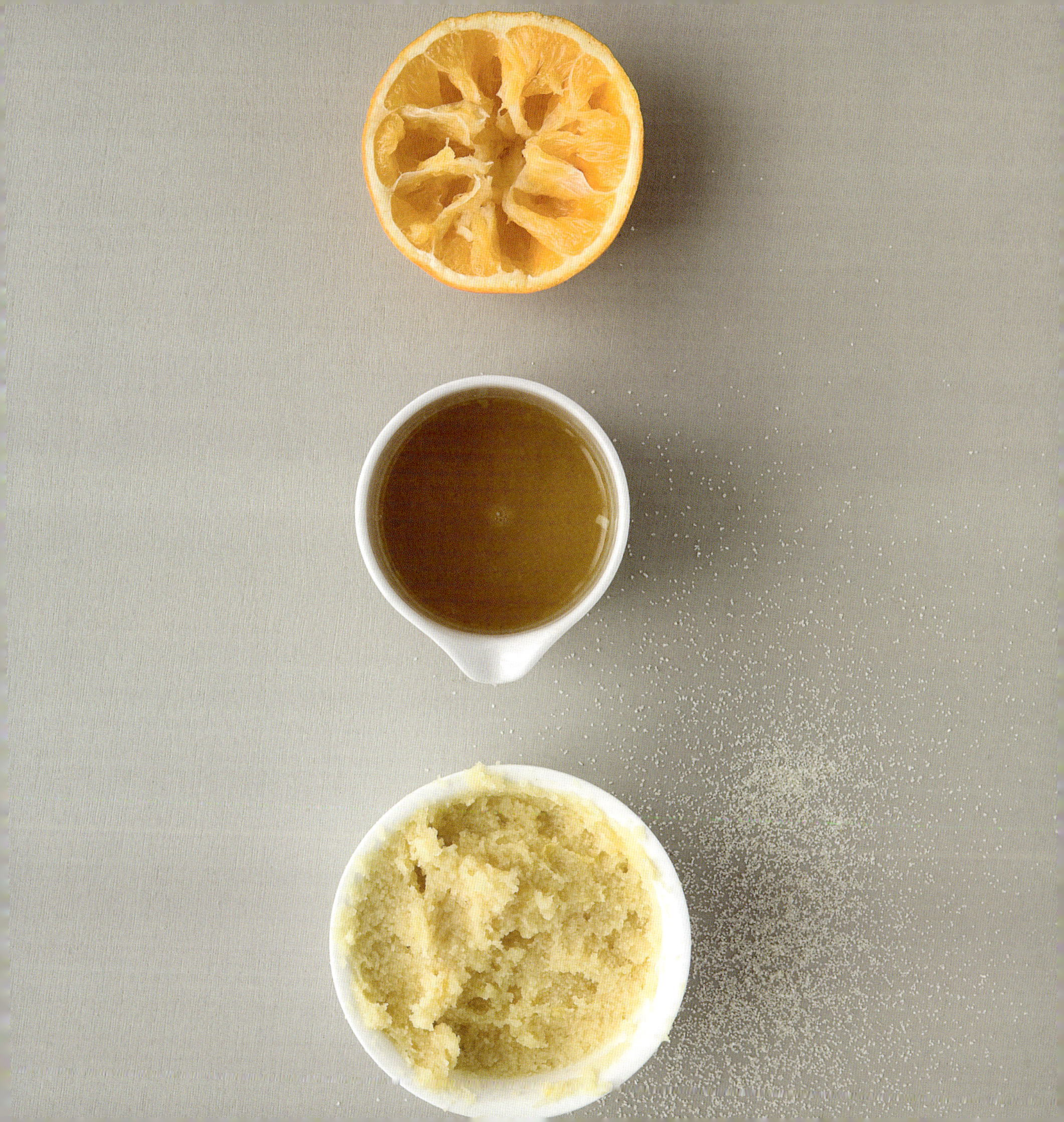

… avec un tajine de légumes

10' | 20' | 24h | -18°

1. Lavez les légumes et taillez-les en dés. Hachez l'ail et les abricots secs.
2. Dans une casserole à fond épais, faites chauffer l'huile et dorez-y l'ail. Ajoutez les épices et les abricots secs. Remuez et laissez cuire 1 minute. Ajoutez les légumes et le concentré de tomates. Versez 10 cl d'eau et portez à ébullition. Baissez le feu, couvrez et laissez mijoter à feu doux pendant 15 minutes.
3. Retirez du feu et mixez pour obtenir une texture lisse.

Pour 5 portions de 100 g

2 petites courgettes (environ 120 g)
4 carottes (environ 100 g)
6 grosses tomates (environ 200 g)
4 tranches d'aubergine (environ 50 g)
½ gousse d'ail
4 abricots secs
1 c. à s. de concentré de tomates
2 c. à c. d'huile d'olive
1 petite pincée de gingembre moulu
1 petite pincée de cumin
1 petite pincée de coriandre finement hachée

mes astuces miam-miam

Votre bébé n'est pas habitué aux épices ? Introduisez-les en douceur. La première fois que vous servez ce tajine, remplacez le gingembre par quelques gouttes de citron et mettez juste un soupçon de cumin. Vous augmenterez les quantités d'épices au fur et à mesure que Bébé en prend l'habitude.

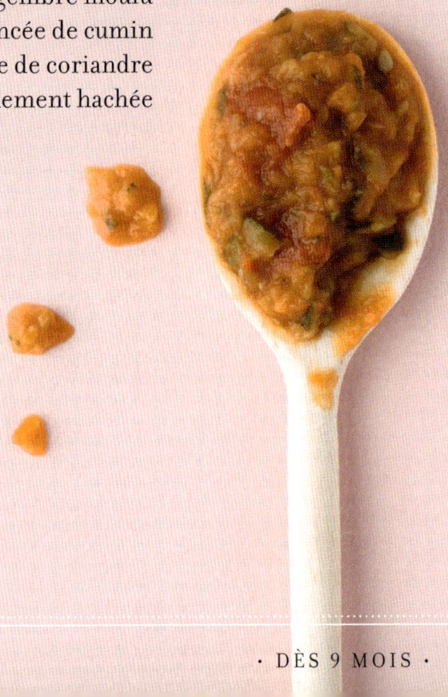

… avec une ratatouille

10' | 15' | 24^h | -18°

Pour 5 portions de 100 g

3 petites courgettes (environ 180 g)
6 grosses tomates (environ 200 g)
4 tranches d'aubergine (environ 50 g)
2 c. à c. d'échalote finement hachée
½ gousse d'ail hachée
1 c. à s. de concentré de tomates
2 c. à c. d'huile d'olive
1 petite pincée de thym déshydraté

1. Lavez les légumes et taillez-les en dés.
2. Dans une casserole à fond épais, faites chauffer l'huile et dorez-y l'ail et l'échalote. Ajoutez les légumes, le concentré de tomates et le thym. Versez 10 cl d'eau et portez à ébullition. Baissez le feu, couvrez et laissez mijoter à feu doux pendant 15 minutes.
3. Retirez du feu et mixez pour obtenir une texture moulinée.

mes astuces miam-miam

Un petit luxe à s'offrir de temps en temps ? Cette ratatouille est encore meilleure si vous utilisez des tomates cerises à la place des tomates ordinaires. Utilisez-les entières pour qu'elles donnent leur jus à la fin et ne soient pas trop cuites.

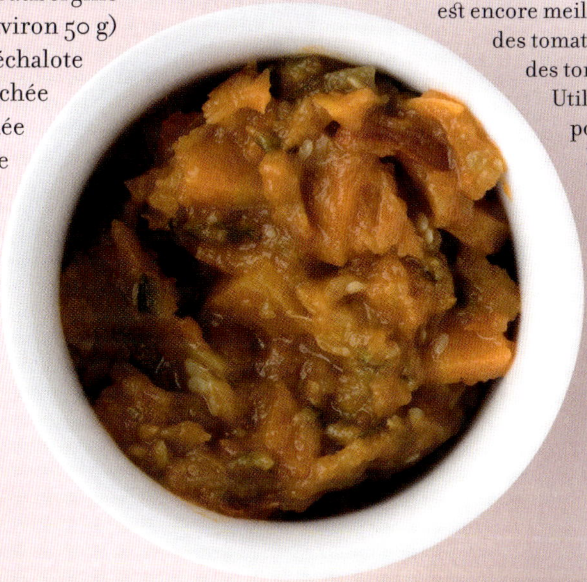

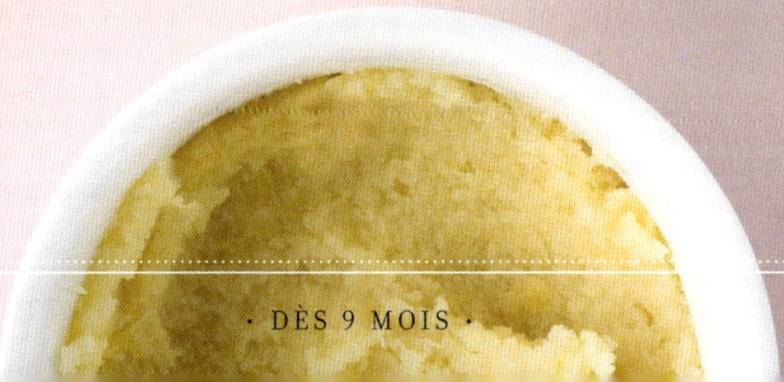

petites pâtes au Kiri® et au basilic

5'
8'

Pour 1 portion de 100 g

100 g de petites pâtes
alphabet ou étoiles
1 carré de fromage Kiri®
quelques feuilles de basilic

1. Faites cuire les pâtes selon les instructions sur le paquet avec une micro-pincée de sel.
2. Égouttez-les et remettez-les dans la casserole.
3. Ajoutez le fromage et les feuilles de basilic finement ciselées, remuez et retirez du feu dès que le fromage a fondu.

mes astuces miam-miam

Optez pour les pâtes complètes ou à l'épeautre ! Très intéressantes d'un point de vue nutritionnel, leur goût a une petite note de noisette très agréable. Plus riches en fibres, elles contribuent au bon fonctionnement intestinal.

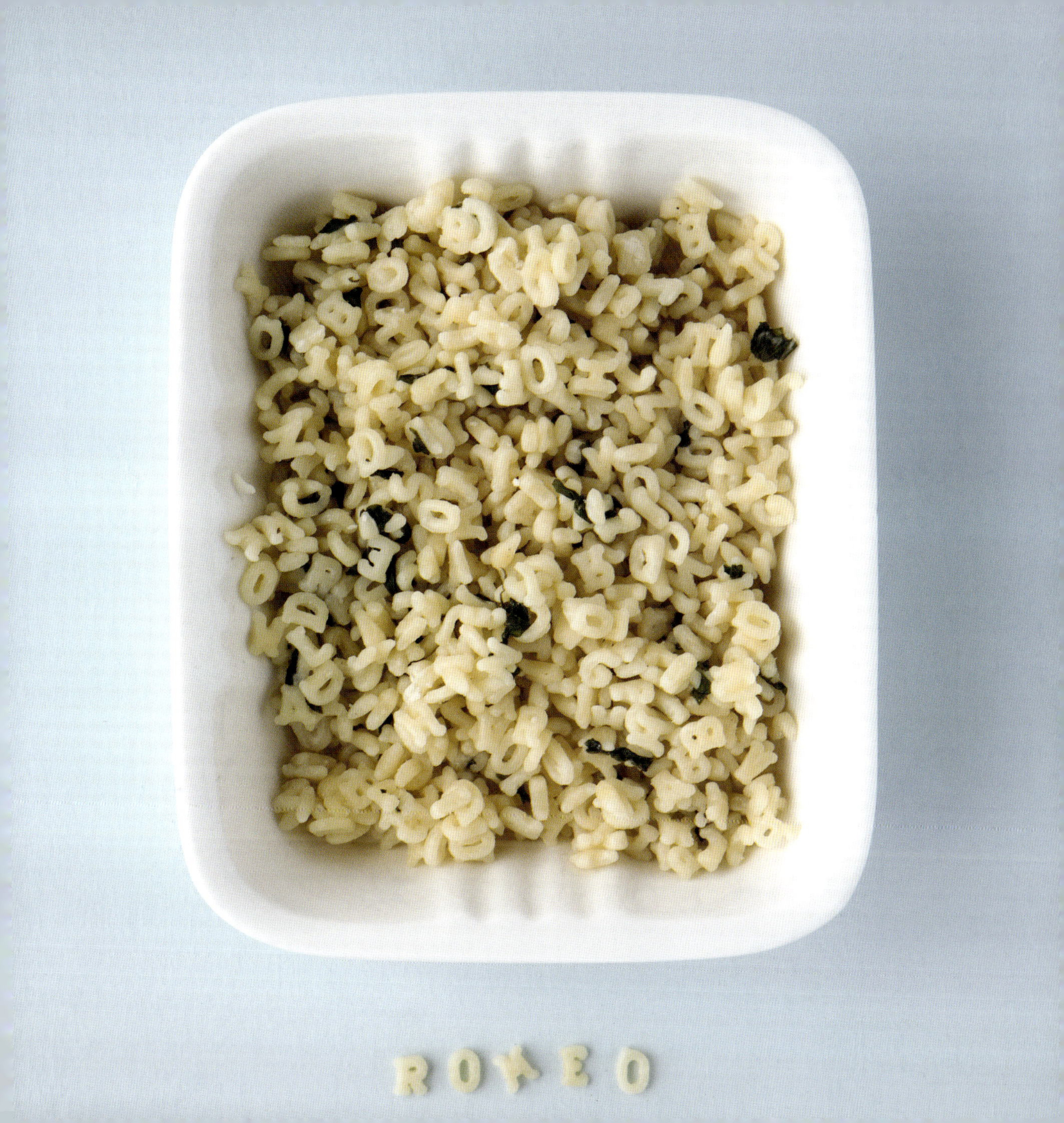

… avec une sauce primavera

10' | 15' | 24h | -18°

Pour 5 portions de 100 g

2 petites courgettes (environ 120 g)
100 g de haricots verts
100 g de petits pois surgelés
100 g de fleurettes de brocoli
2 c. à c. d'échalote finement hachée
2 c. à c. d'huile d'olive
½ cube de bouillon de légumes
3 c. à s. de crème fraîche

1. Lavez les courgettes et les brocolis puis coupez-les en petits morceaux. Équeutez les haricots verts et coupez-les en quatre.
2. Dans une casserole à fond épais, faites chauffer l'huile et dorez-y l'échalote. Ajoutez les légumes, couvrez à moitié d'eau, portez à ébullition et rajoutez le ½ cube de bouillon. Baissez le feu, couvrez et laissez cuire à feu moyen pendant 10 minutes.
3. Égouttez mais laissez un petit fond d'eau de cuisson (environ 3 cuillères à soupe). Remettez les légumes dans la casserole avec la crème fraîche et faites réchauffer le tout.
4. Mixez pour obtenir une texture moulinée.

mes astuces miam-miam

J'utilise souvent des légumes surgelés pour faciliter la préparation. Ils sont tous d'excellente qualité chez les distributeurs spécialisés en surgelé. Enfin, pour que cette sauce ne rende pas le plat trop riche quand elle est servie avec les pâtes au Kiri®, optez pour de la crème fraîche allégée (15 %).

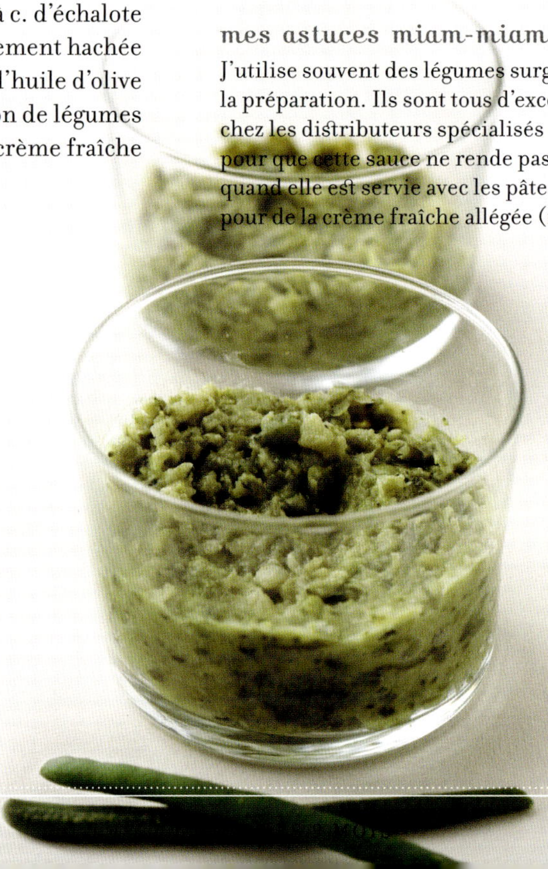

... avec une sauce aux tomates fraîches

5'	20'	24h	-18°

Pour 5 portions de 100 g

600 g de tomates
(ou, mieux, de tomates cerises !)
2 c. à c. d'huile d'olive
½ gousse d'ail finement hachée

1. Lavez les tomates et coupez-les en quartiers.
2. Dans une casserole à fond épais, faites chauffer l'huile et dorez-y l'ail.
3. Ajoutez les tomates, baissez le feu, couvrez et laissez cuire à feu moyen pendant 15-20 minutes, selon la taille des tomates.
4. Retirez du feu et mixez pour obtenir une texture moulinée.

mes astuces miam-miam

Un petit péché, mais bon... Si vous trouvez les tomates trop acides, ajoutez 1 cuillère à soupe de ketchup dans la sauce. Chut !

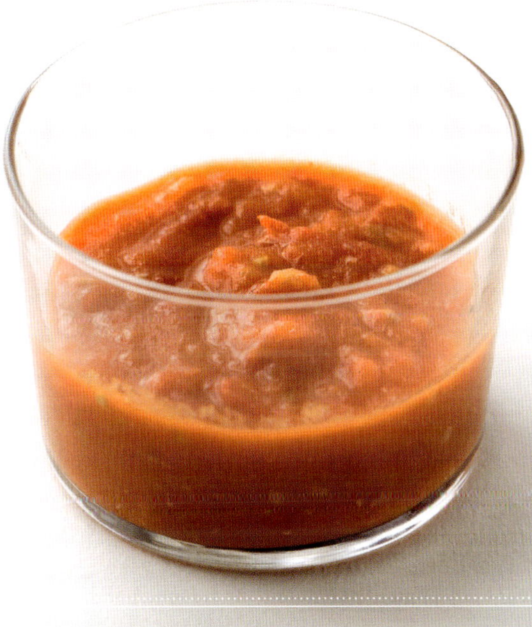

… avec épinards à la crème

5' | 10' | 24h | -18°

Pour 5 portions de 100 g

500 g d'épinards surgelés (de préférence bio)
2 c. à s. de crème fraîche
½ cube de bouillon de légumes

1. Dans une casserole, couvrez les épinards surgelés d'eau, rajoutez le ½ cube de bouillon de légumes, couvrez et portez à ébullition.
2. Baissez le feu, puis laissez cuire à feu moyen pendant 10 minutes.
3. Égouttez : les épinards retiennent beaucoup d'eau. Ajoutez la crème fraîche et remettez la casserole sur le feu le temps de tout réchauffer.
4. Mixez pour obtenir une texture moulinée.

mes astuces miam-miam

Cette recette, servie avec des pâtes, est typiquement scandinave et surprend parfois les parents français. Je vous assure que c'est tout simplement délicieux.
Il y a une note acidulée à la fois dans les épinards et dans la crème fraîche qui est merveilleuse avec les pâtes de toutes sortes. Quand je dîne avec les enfants, je me fais un pavé de saumon au four pour accompagner ce plat.

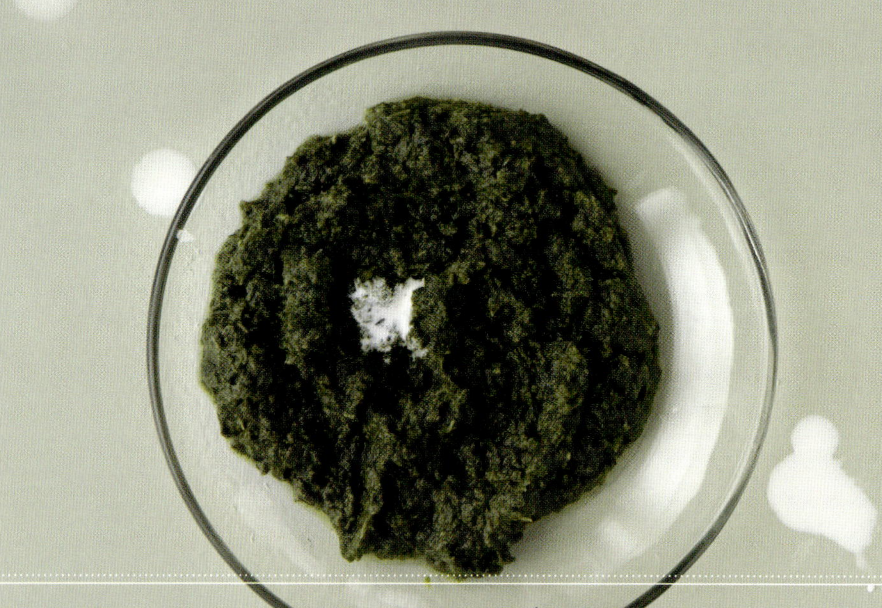

… aux fèves, à la ricotta et au basilic

5'	15'	24h	-18°

Pour 5 portions de 100 g

400 g de fèves surgelées
½ cube de bouillon de légumes
1 petite courgette
2 c. à s. de ricotta
quelques feuilles de basilic

1. Lavez la courgette et coupez-la en petits morceaux.
2. Dans une casserole, couvrez les fèves d'eau, ajoutez le ½ cube de bouillon de légumes, couvrez et portez à ébullition. Baissez le feu et laissez cuire à feu moyen pendant 10 minutes. Ajoutez la courgette et prolongez la cuisson encore 5 minutes.
3. Égouttez mais laissez un fond d'eau de cuisson (environ 3 cuillères à soupe).
4. Hors du feu, mixez les légumes avec le reste d'eau, la ricotta et les feuilles de basilic.
5. Pour cette recette, servez les pâtes sans le fromage Kiri® !

mes astuces miam-miam

La ricotta ne se trouve peut-être pas dans chaque petite supérette de France ! Si vous n'en trouvez pas, remplacez ce fromage par un chèvre frais.

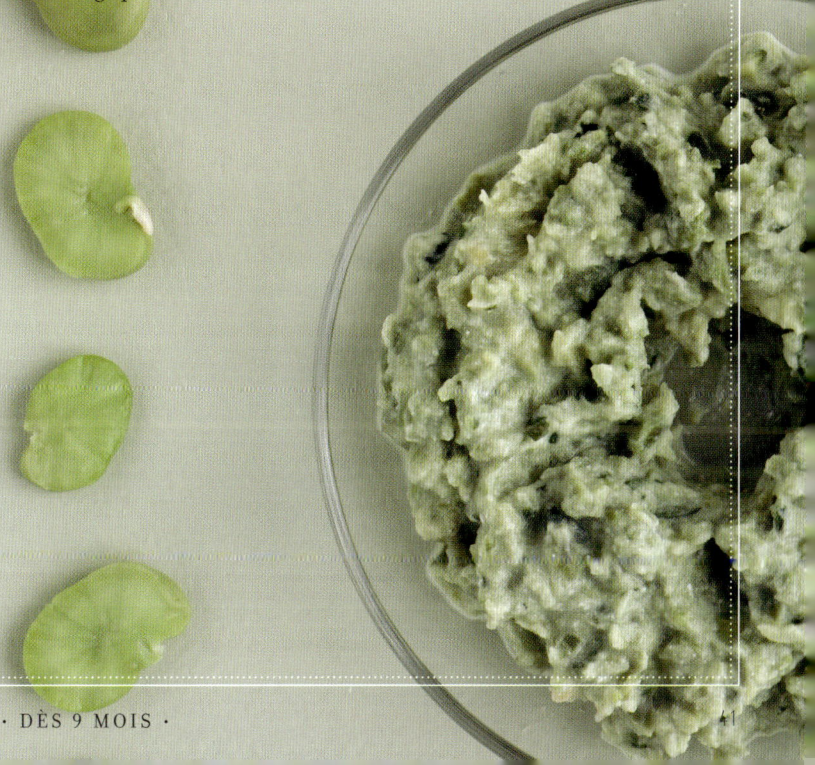

velouté de potiron et de patates douces à la vanille

10'	20'	24h	-18°

Pour 5 portions de 200 g

1 tranche de potiron
(environ 300 g)
2 grosses patates douces
(orange, pas blanches)
70 cl d'eau
1 cube de bouillon de légumes
2 c. à s. de crème fraîche
2 c. à c. de jus de citron
1 gousse de vanille

1. Ôtez la peau et les graines du potiron. Coupez la chair en morceaux.
2. Lavez et épluchez les patates douces, puis coupez-les en dés.
3. Mettez les légumes dans une grande casserole, puis ajoutez l'eau et le bouillon de légumes. Ouvrez la gousse de vanille dans le sens de la longueur et grattez l'intérieur avec un couteau pour en retirer les graines.
4. Mettez la gousse dans la casserole et portez à ébullition. Couvrez et laissez cuire à feu moyen pendant 20 minutes.
5. Retirez du feu et ôtez la gousse de vanille.
6. Ajoutez la crème fraîche et le jus de citron, puis mixez.
7. La soupe doit être onctueuse. Si elle est trop épaisse, ajoutez tout simplement un peu d'eau. Si elle est trop liquide, faites cuire à part un peu de patate douce ou une pomme de terre, rajoutez-les au velouté et mixez de nouveau.

mes astuces miam-miam

Ce velouté est un excellent moyen d'introduire les champignons dans l'alimentation de Bébé. Pour Maya, je hachais finement quelques champignons de Paris que je faisais revenir dans un peu de beurre. Je les servais ensuite au milieu de cette soupe légèrement sucrée et elle adorait ! Maintenant, elle croque les champignons crus avec beaucoup de plaisir.

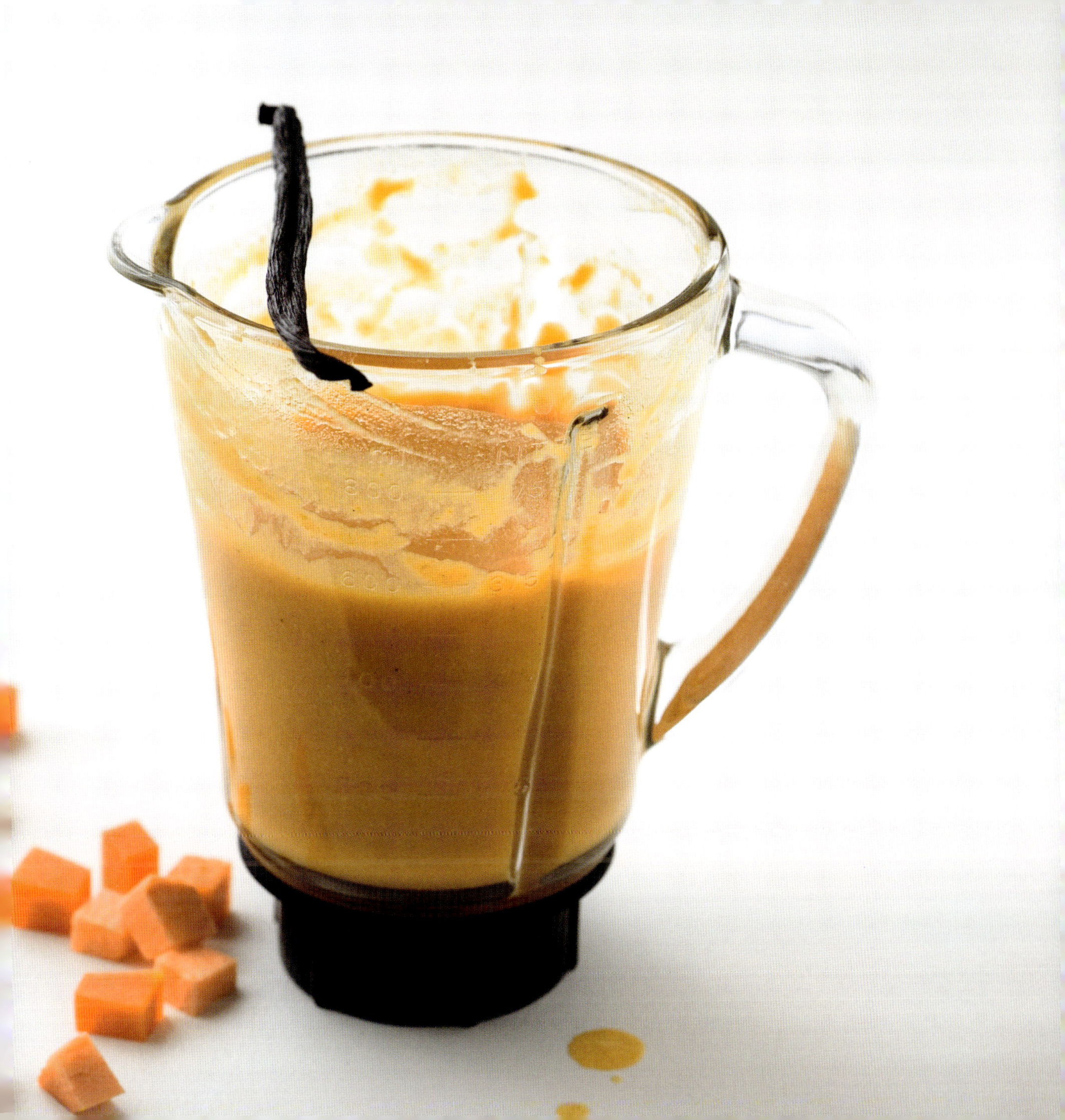

soupe au brocoli et au Kiri®

5' | 10' | 24h | -18°

Pour 5 portions de 200 g

400 g de fleurettes de brocoli
1 cube de bouillon de légumes
70 cl d'eau
2 c. à c. d'échalote finement hachée
1 c. à c. d'huile d'olive
4 carrés de Kiri®

1. Lavez et coupez le brocoli en morceaux.
2. Dans une casserole à fond épais, faites revenir les échalotes dans l'huile d'olive pendant 1 minute ou jusqu'à ce qu'elles soient translucides. Ajoutez l'eau, le cube de bouillon et les morceaux de brocoli. Baissez le feu, couvrez et laissez cuire pendant 10 minutes.
3. Hors du feu, ajoutez les carrés de Kiri® et mixez le tout.
4. La soupe doit être onctueuse. Si elle est trop épaisse, ajoutez tout simplement un peu d'eau. Si elle est trop liquide, faites cuire à part quelques fleurettes de brocoli en plus, puis ajoutez-les à la soupe et mixez de nouveau.
5. À servir avec un peu de pain frais si Bébé aime bien !

mes astuces miam-miam

Pour les enfants de plus d'un an, agrémentez cette soupe d'un peu de noix de muscade moulue.
Essayez aussi de laisser quelques fleurettes de brocoli entières au milieu de la soupe à croquer à belles dents !

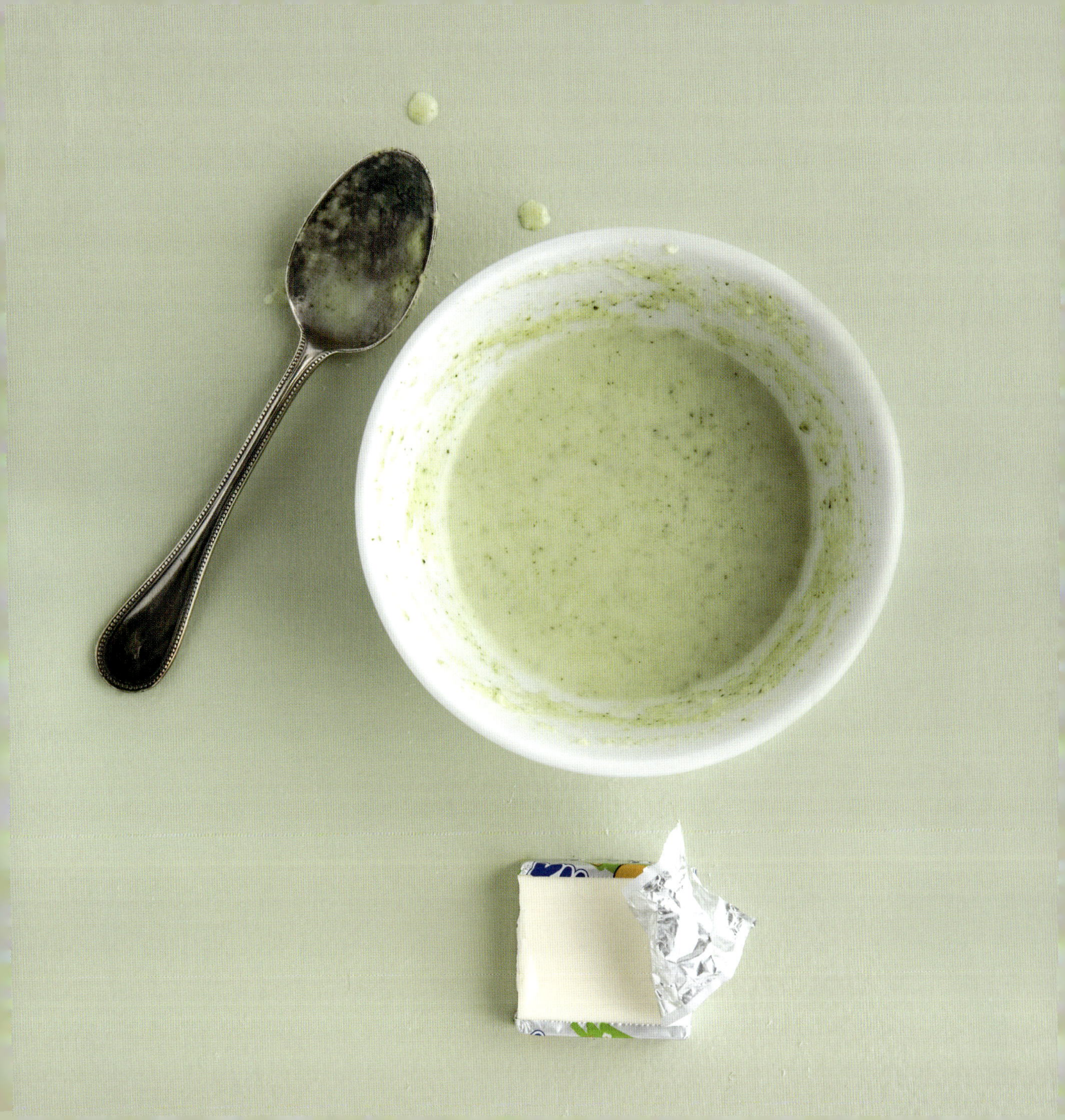

crème de maïs et tomates

5'	20'	24h	-18°

Pour 5 portions de 200 g

300 g de graines de maïs surgelées (ou, à défaut, en boîte mais celles-ci sont plus sucrées)
6 grosses tomates
70 cl d'eau
1 cube de bouillon de légumes
2 c. à s. de crème fraîche
4 feuilles de sauge

1. Lavez les tomates et coupez-les en quartiers.
2. Mettez-les avec le maïs et les feuilles de sauge dans une grande casserole, ajoutez l'eau et le bouillon de légumes, puis portez à ébullition. Couvrez et laissez cuire pendant 15 minutes.
3. Retirez du feu, ajoutez la crème fraîche et mixez.
4. La soupe doit être onctueuse. Si elle est trop épaisse, ajoutez tout simplement un peu d'eau. Si elle est trop liquide, ajoutez un peu plus de maïs directement dans la soupe, prolongez la cuisson 5-7 minutes puis mixez de nouveau.

mes astuces miam-miam

« Grand-Bébé » appréciera que vous lui laissiez des grains de maïs entiers à croquer dans la soupe !

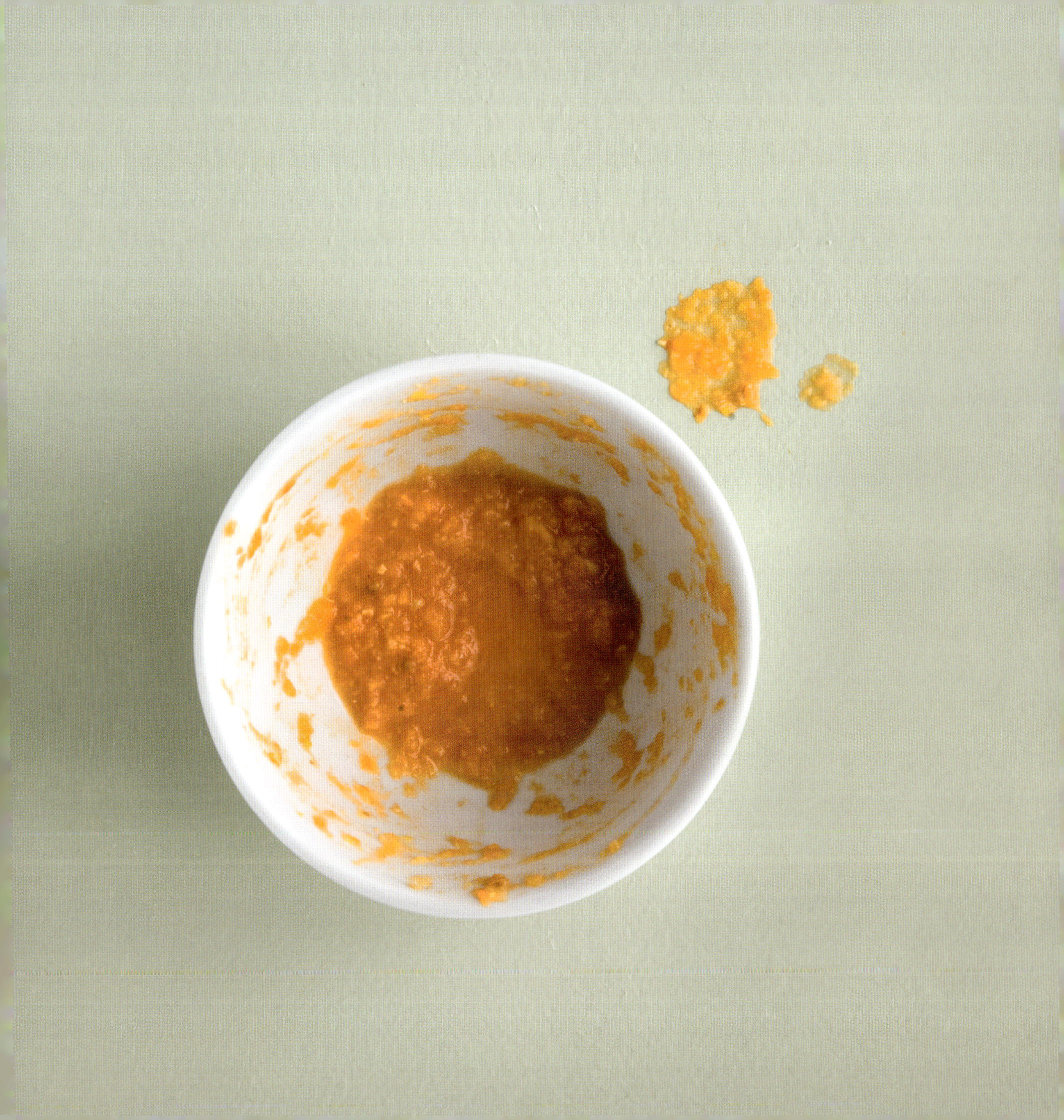

boulettes de viande comme en Italie

20' | 25' | 24h | -18°

Pour 5 portions de 120g

Pour les boulettes

100 g de bœuf haché
½ oignon finement haché
1 pomme de terre cuite et écrasée
1 micro-pincée de sel
1 tour du moulin à poivre

Pour la sauce tomate

1 c. à c. d'ail finement haché
2 c. à c. d'huile d'olive
6 grosses tomates
1 c. à s. de concentré de tomates
4 feuilles de basilic ciselées

1. Mélangez le bœuf haché avec l'oignon, la pomme de terre écrasée et la micro-pincée de sel. Formez des petites boulettes (environ 15) et laissez-les reposer 10-15 minutes à température ambiante.
2. Lavez les tomates et coupez-les en quartiers.
3. Dans une casserole à fond épais, faites chauffer la moitié de l'huile d'olive. Faites-y dorer l'ail sans le faire brunir et rajoutez ensuite les tomates, le concentré de tomates et le basilic. Couvrez et laissez mijoter pendant 10 minutes.
4. Dans une poêle, faites chauffer l'autre moitié de l'huile d'olive, et placez-y délicatement les boulettes. Faites-les dorer sur tous les côtés afin que les boulettes soient « fermées », c'est-à-dire que vous ne voyiez plus de viande rouge nulle part.
5. Retirez la sauce tomate du feu et mixez. Mettez les boulettes de viande dedans, faites cuire à feu très doux et laissez mijoter pendant 10 minutes jusqu'à ce que les boulettes soient cuites à cœur.

Accompagnement

Servez ces boulettes avec des petites pâtes alphabet parsemées d'un peu de parmesan râpé.

mes astuces miam-miam

C'est vrai, faire les boulettes moi-même, c'est parfois juste trop long et trop laborieux. J'utilise souvent des boulettes de viande surgelées. Rien de plus simple que de les faire cuire dans la sauce tomate pendant 10 minutes pour réaliser ce plat savoureux !

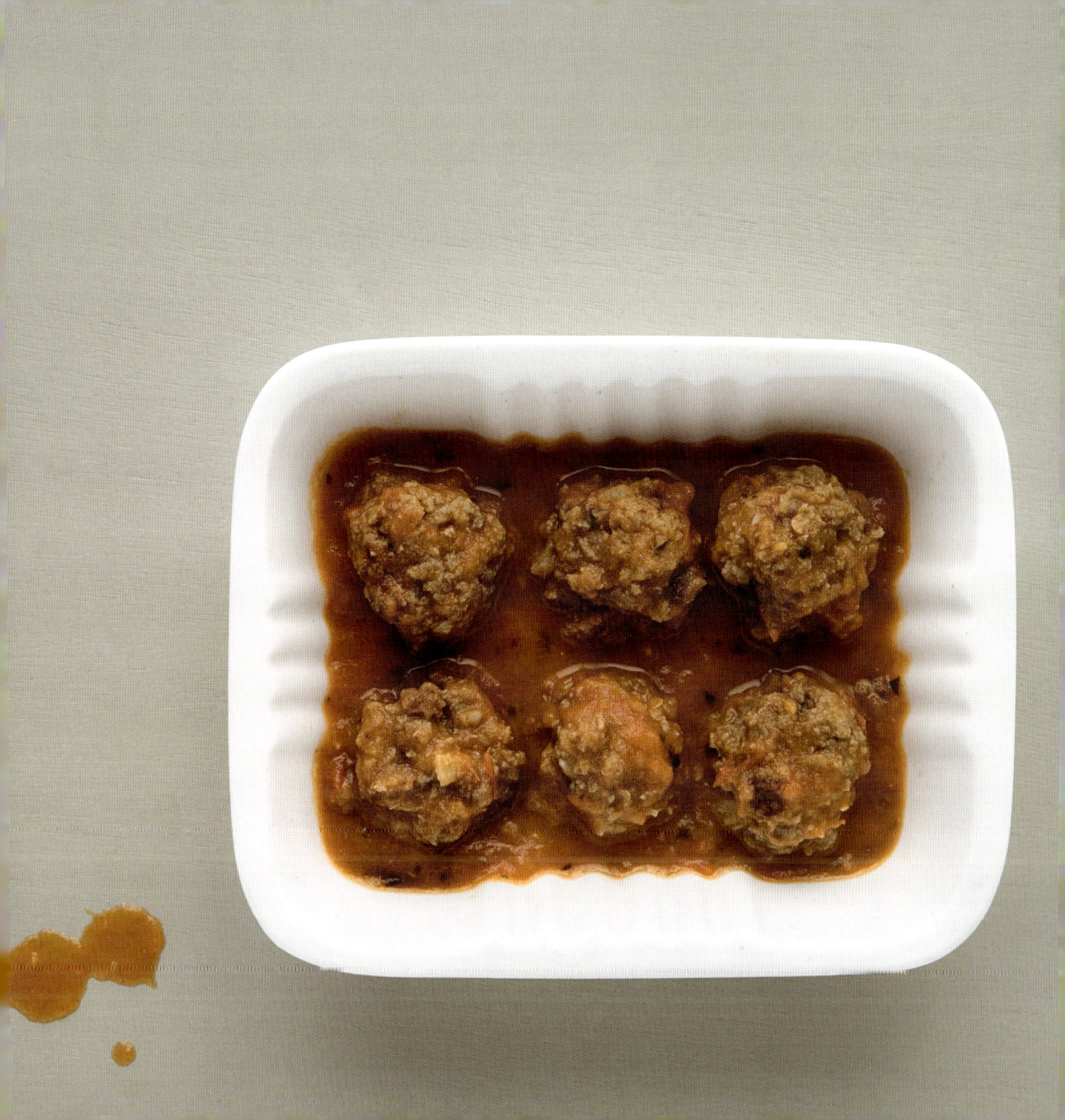

poulet au lait de coco et petits légumes

Préparation	Cuisson	Réfrigérateur	Congélateur
15'	15'	24h	-18°

Pour 5 portions de 120g

1 blanc de poulet (env. 100 g)
2 carottes
1 courgette
100 g de haricots verts
5-6 fleurettes de brocoli
1 gousse d'ail finement hachée
2 dl de lait de coco en brique (celui en boîte est trop liquide)
1 c. à s. d'huile de tournesol
le jus de ½ citron
½ c. à c. de gingembre moulu
3-4 feuilles de coriandre fraîche ciselées
1 micro-pincée de sel
1 toute petite touche de sucre de canne

1. Lavez les légumes. Épluchez les carottes puis coupez les carottes et les courgettes en rondelles. Équeutez les haricots verts et coupez-les en morceaux. Hachez grossièrement les fleurettes de brocoli. Coupez le blanc de poulet en morceaux.
2. Dans une grande casserole à fond épais, faites chauffer l'huile de tournesol. Faites-y dorer les morceaux de poulet.
3. Ajoutez l'ail et les épices et continuez la cuisson encore 1 minute, sans trop faire brunir.
4. Ajoutez les légumes, le lait de coco, le jus de citron, le sel, le sucre et 1 dl d'eau. Couvrez et laissez mijoter à feu doux pendant 15 minutes.
5. Hors du feu, ajoutez les feuilles de coriandre et mixez grossièrement afin d'obtenir une texture moulinée.

Accompagnement

Servez le poulet au lait de coco avec du riz basmati. Pour une portion, faites bouillir 1 dl d'eau dans une casserole. Versez-y ½ dl de riz basmati, couvrez et faites cuire à feu doux pendant 15 minutes ou jusqu'à ce que l'eau soit complètement absorbée.

mes astuces miam-miam

Le lait de coco ne rencontre pas un franc succès chez Bébé ? Remplacez-le par de la crème fraîche. Dans ce cas, supprimez le jus de citron car la crème fraîche apporte naturellement la petite note acidulée que nécessite cette recette.

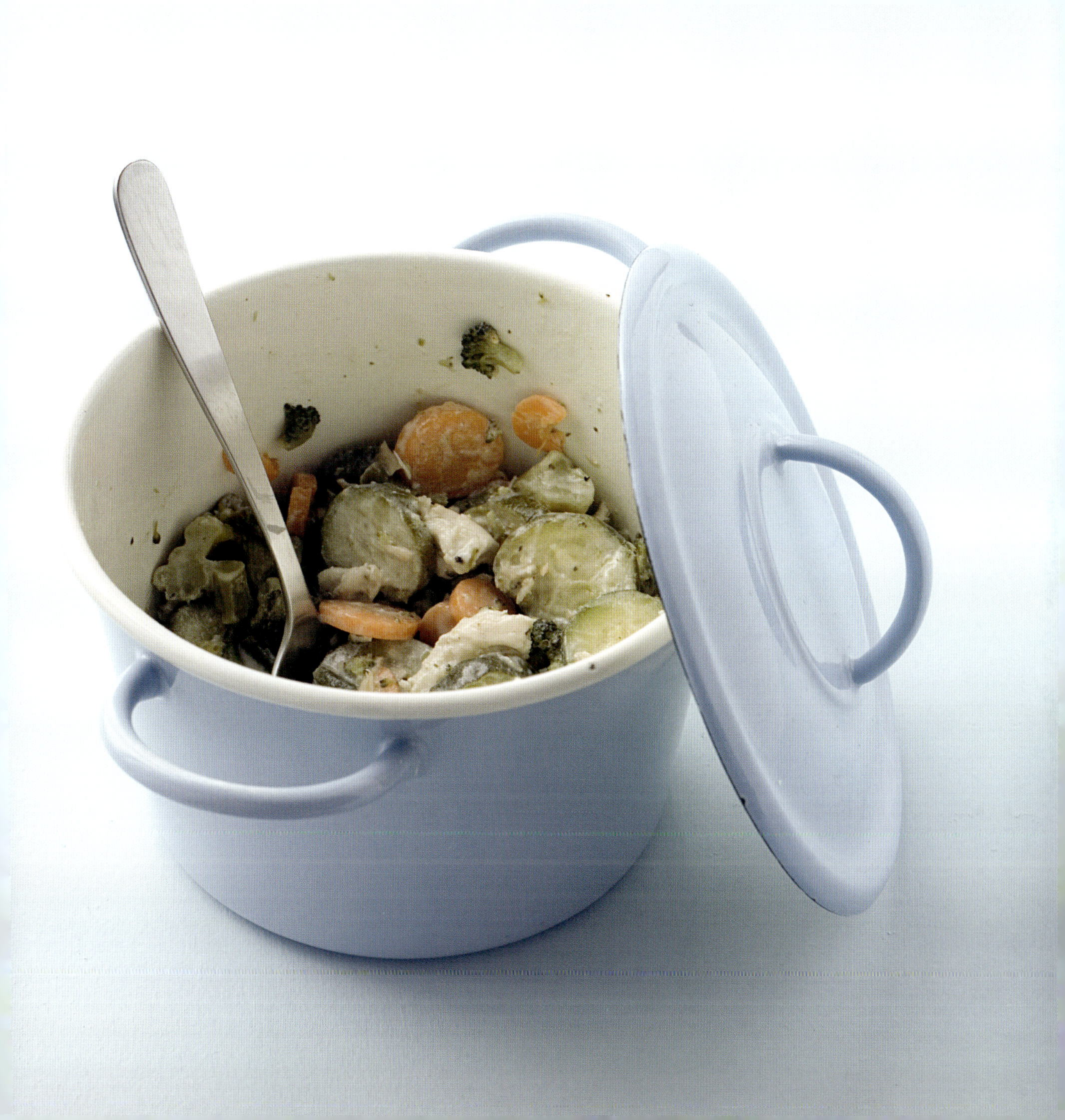

pâtes au jambon blanc et petits pois

2' | 7'

Pour 1 portion

1 dl de pâtes alphabet
2 c. à s. de crème fraîche
½ dl de petits pois
1 tranche de jambon blanc
1 c. à c. d'échalote finement hachée
1 mini-noisette de beurre

1. Faites cuire les pâtes selon les instructions sur le paquet.
2. Dans une casserole, faites bouillir de l'eau et faites-y cuire les petits pois pendant 5 minutes. Égouttez-les et remettez-les dans la casserole.
3. Remettez la casserole sur le feu et ajoutez la mini-noisette de beurre, l'échalote et le jambon coupé en petits morceaux. Laissez cuire 1 à 2 minutes en remuant régulièrement.
4. Ajoutez la crème fraîche et portez le tout à ébullition puis enlevez du feu.
5. Égouttez les pâtes. Servez-les nappées de sauce au jambon et petits pois.

mes astuces miam-miam

Pour pouvoir réaliser des recettes comme celle-là encore plus rapidement, je veille à toujours avoir des échalotes émincées (pareil pour l'ail, les oignons…) dans mon congélateur. Comme ça, vous n'avez même pas besoin d'une planche à couper pour réaliser à toute vitesse ces délicieuses mais si simples pâtes !

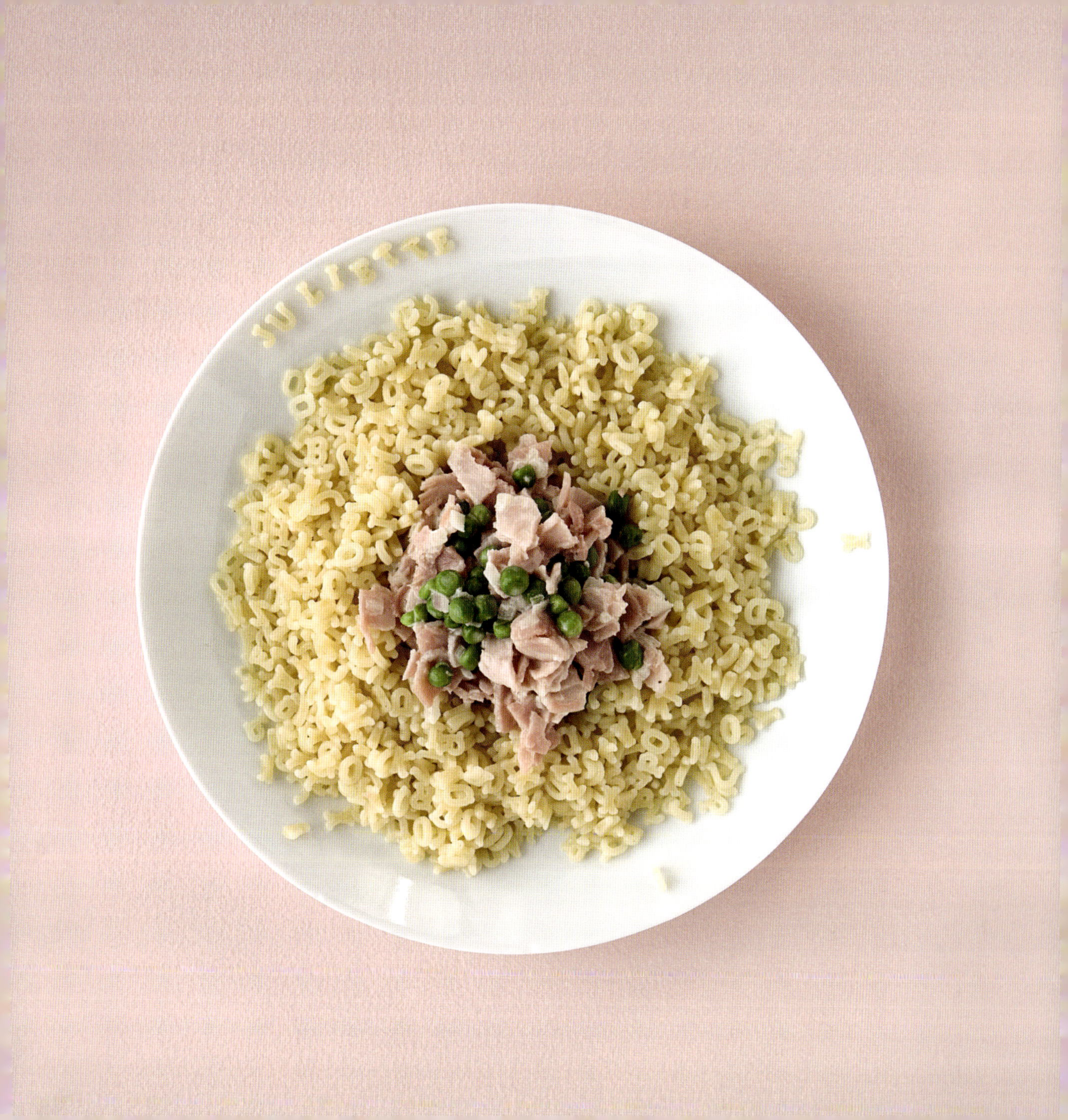
JULIETTE

thon à la niçoise et semoule fine au thym

2' | 5'

Pour 1 portion

20 g de thon au naturel en boîte
100 g de ratatouille (que vous avez judicieusement congelée la dernière fois que vous en prépariez pour Bébé, ou que vous avez achetée déjà préparée chez votre distributeur de surgelés préféré)
½ dl de semoule fine
½ dl d'eau
½ c. à c. de thym déshydraté

1. Faites chauffer la ratatouille dans une casserole.
2. Égouttez le thon et écrasez-le avec une fourchette.
3. Mélangez le thon et la ratatouille, baissez le feu et laissez cuire pendant 5 minutes.
4. Pendant ce temps, portez ½ dl d'eau à ébullition. Ajoutez le thym et la semoule fine. Couvrez et laissez gonfler 5 minutes.
5. Aérez la semoule avec une fourchette et servez-la accompagnée du thon à la niçoise.

mes astuces miam-miam

Ce plat peut également être préparé avec la sauce tomate que vous avez – évidemment – préparée à l'avance et que vous pouvez donc sortir de votre congélateur de BabyCookeuse modèle !

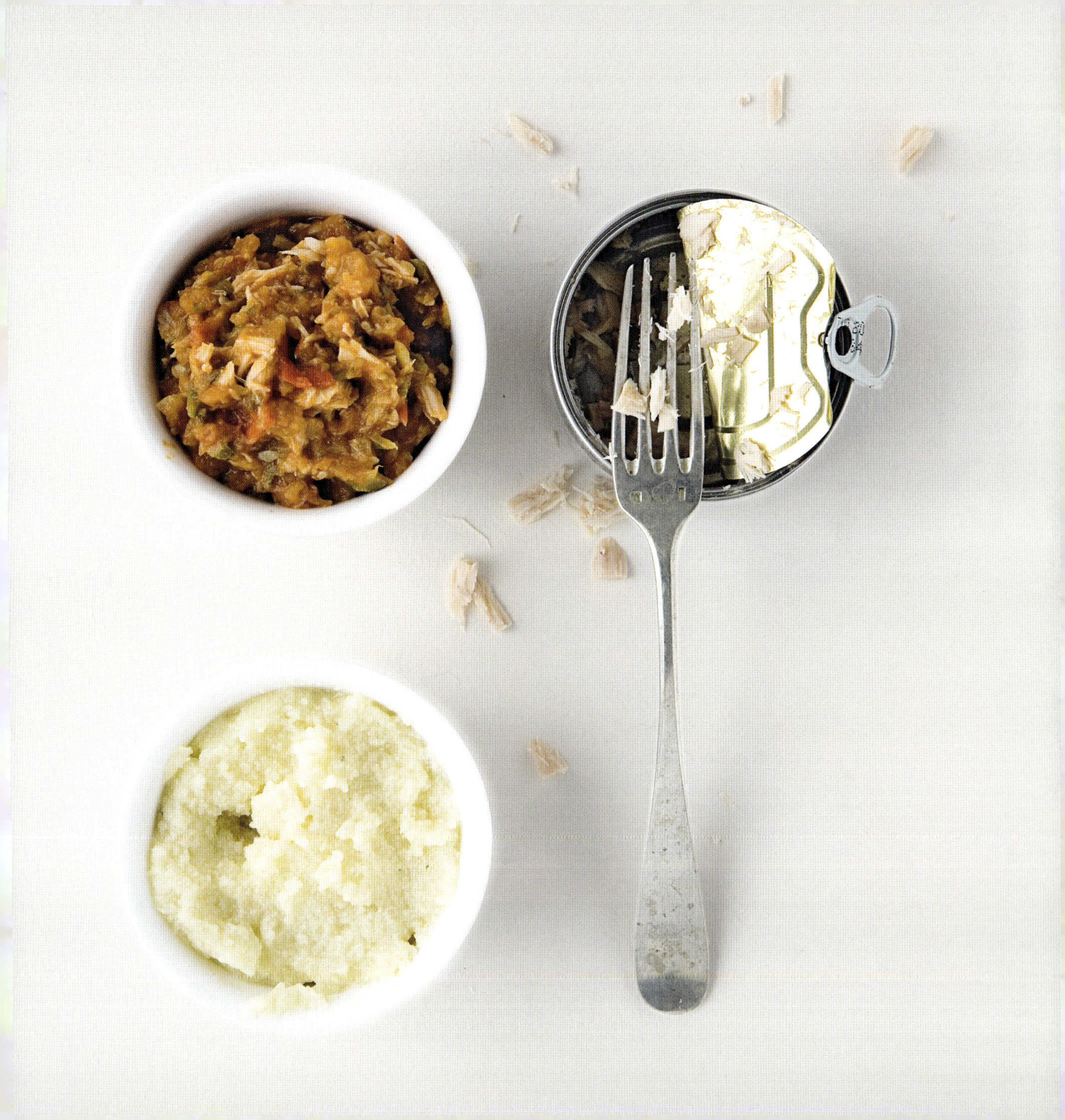

galettes de maïs-carottes-comté

10' | 20' | 24h | -18°

Pour 5 portions de 200 g
(soit 20 petites galettes)

La purée d'avocat se prépare à la minute

Pour les galettes

3 grosses carottes (environ 400 g)
200 g de graines de maïs
2 dl de comté râpé
½ cube de bouillon de légumes
½ c. à c. de paprika
1 c. à c. d'huile d'olive

Pour la purée d'avocat

½ avocat bien mûr
quelques gouttes de jus de citron

1. Lavez et épluchez les carottes, puis coupez-les en rondelles.
2. Dans une casserole, mettez les carottes, le ½ cube de bouillon et couvrez-les tout juste d'eau. Portez à ébullition et laissez cuire pendant 10 minutes. Ajoutez les graines de maïs et poursuivez la cuisson encore 5-7 minutes.
3. Pendant ce temps, râpez le fromage.
4. Égouttez les légumes. Ajoutez le fromage et le paprika et mélangez jusqu'à ce que le fromage commence à fondre. Mixez grossièrement afin d'obtenir une purée moulinée.
5. Formez des petites galettes d'environ 50 g chacune (3 cm de diamètre et 1 cm d'épaisseur). Laissez-les reposer quelques minutes sur du papier absorbant afin que les galettes ne soient pas trop humides.
6. Dans une poêle antiadhésive, faites chauffer l'huile d'olive. Faites-y revenir les galettes 3 à 5 minutes de chaque côté. Remettez-les sur le papier absorbant, puis laissez-les tiédir.
7. Mettez la chair du ½ avocat dans un bol avec le jus de citron. Écrasez avec une fourchette afin d'obtenir une purée lisse.
8. Servez les galettes (environ 4 par portion) accompagnées de la purée d'avocat. Laissez Bébé manger les galettes avec les doigts et les tremper dans la purée.

mes astuces miam-miam

Ces galettes sont parfaites pour l'apéro du rare « dîner entre amis » de Papa, Maman. Faites-les juste cuire un peu plus longtemps à la poêle afin que les galettes soient plus croustillantes. Servez avec un vrai guacamole (mélangez la chair de 2 avocats avec un sachet d'épices pour guacamole, en vente en grandes surfaces, et un yaourt au curry et à la coriandre).
Trempez sans modération.

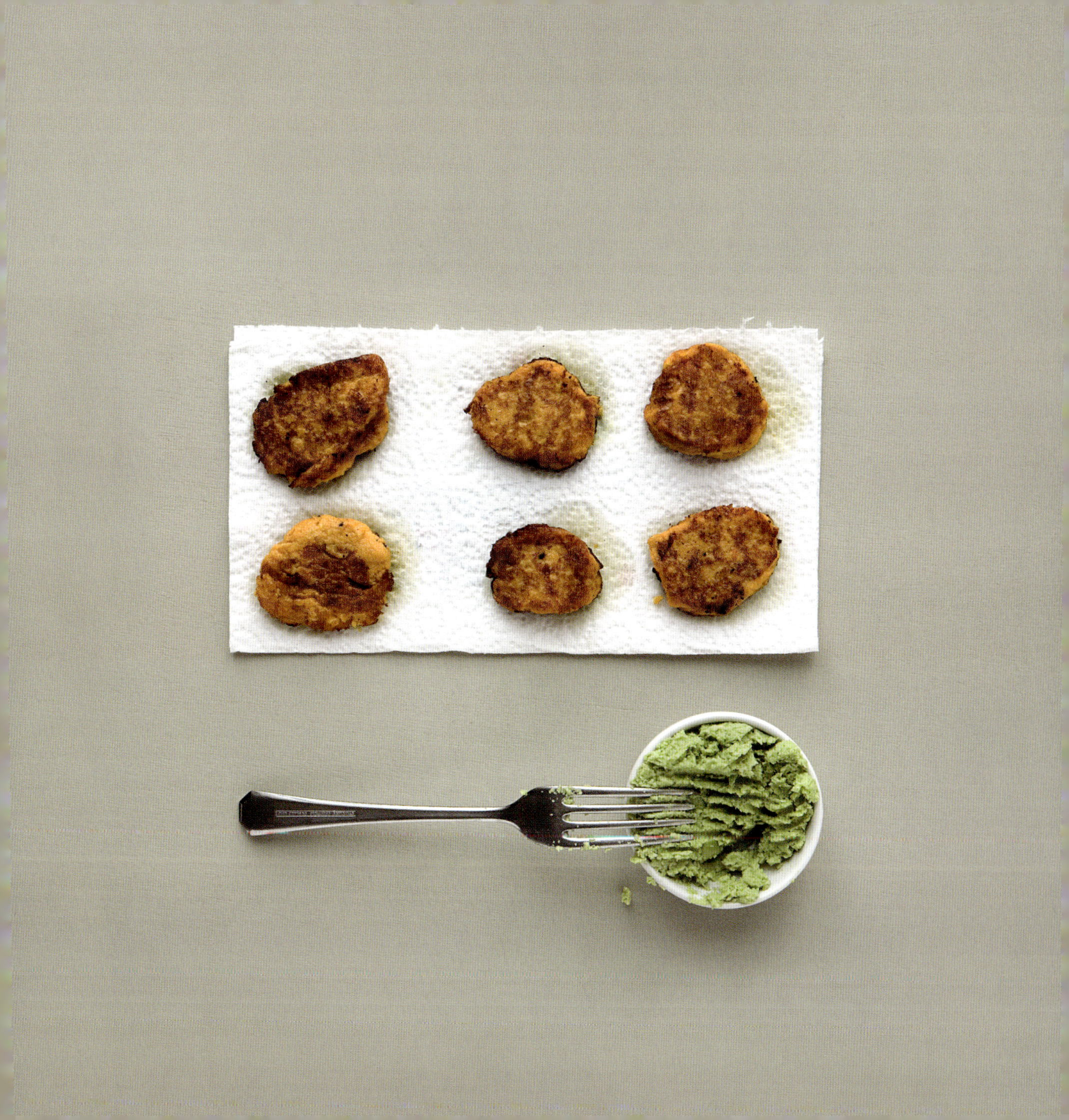

bâtonnets de polenta avec tomates et poivrons rouges confits au four

5' | 30' | 24h | -18°

Pour 5 portions
(100 g de tomates et poivrons confits au four et 1 portion de polenta)

La polenta se prépare à la minute

Pour la polenta
(1 portion de 120 g environ)
50 g de polenta
10 cl de lait
20 g de parmesan

Pour les tomates et poivrons rouges confits au four
(5 portions de 100 g environ)
5 tomates en grappe
ou 20 tomates cerises
2 poivrons rouges
1 c. à s. d'huile d'olive

1. Préchauffez le four à 150 °C. Lavez les tomates et les poivrons, puis ôtez les pépins. Coupez les poivrons en lamelles et les tomates en quartiers. Déposez-les sur une plaque allant au four, recouverte de papier d'aluminium. Nappez d'huile d'olive. Enfournez à mi-hauteur puis laissez-les confire doucement pendant 30 minutes.
2. Sortez-les du four et laissez-les tiédir. Mixez ou hachez grossièrement selon les goûts de Bébé.
3. Dans une casserole, faites bouillir le lait. Hors du feu, incorporez la polenta et le parmesan en remuant vivement jusqu'à l'obtention d'une purée onctueuse. Versez la polenta dans une assiette en formant un carré de 1 cm d'épaisseur. Laissez tiédir puis coupez la polenta en bâtonnets.
4. Servez les bâtonnets avec les tomates et les poivrons confits. Congelez le reste des légumes confits dans les petites boîtes hermétiques.

mes astuces miam-miam

Je mets toujours un peu de tomates et de poivrons confits de côté, pour nous, les grands, et je les sers après un repas avec un fromage à pâte dure (vieux comté ou beaufort). En saison, n'hésitez pas à mettre quelques abricots à confire avec. C'est tout simplement délicieux et cela se marie aussi bien avec le fromage qu'avec une viande blanche ou un pavé de saumon grillé.

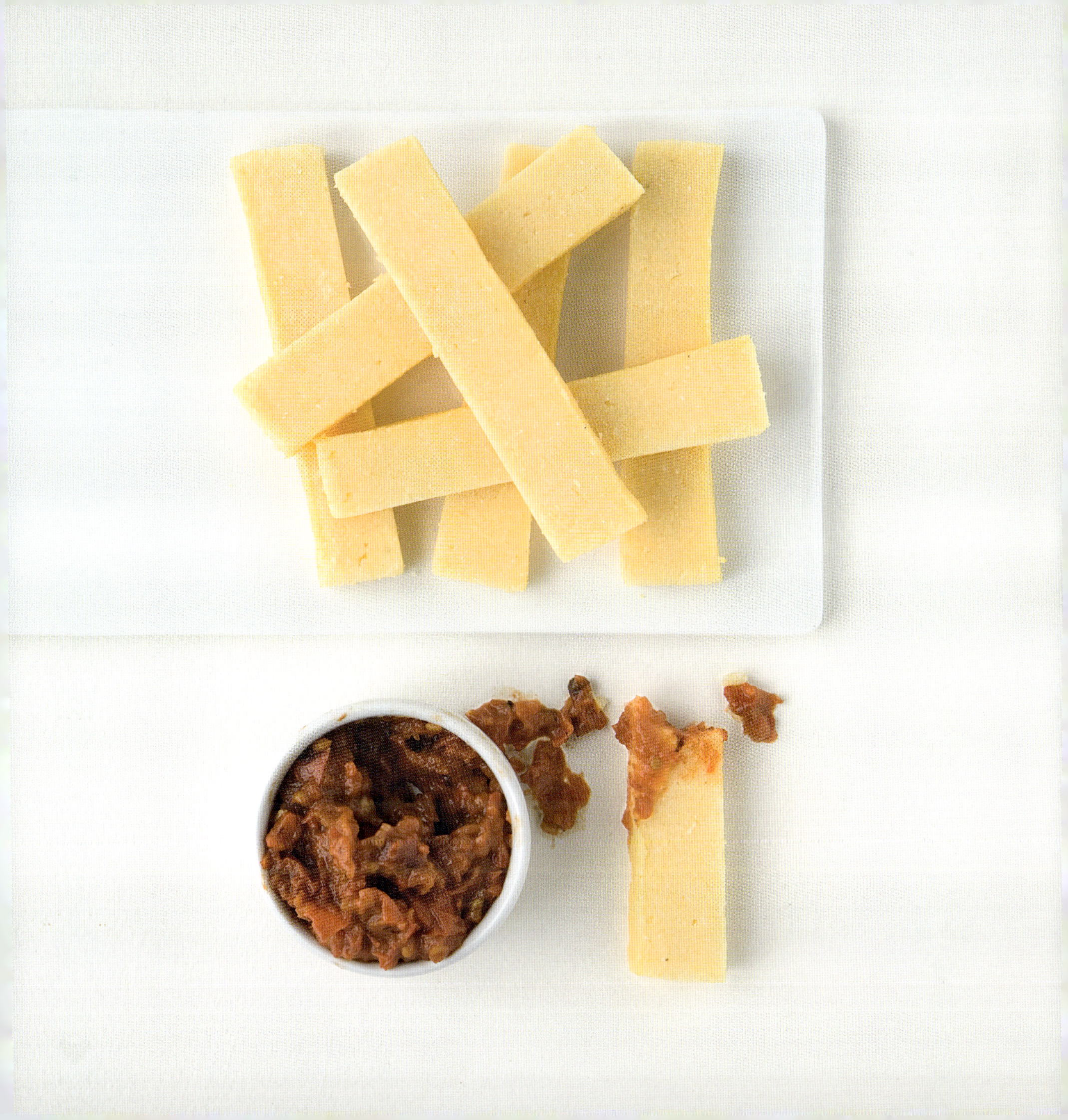

torsades aux légumes du soleil et basilic

5' | 10'

Pour 1 portion de 230 g

Se préparent à la minute

60 g de torsades
3 tomates cerises
3 cm de courgette
¼ de poivron rouge
1 c. à s. d'huile d'olive
1 c. à c. d'ail finement haché
3-4 feuilles de basilic finement ciselées

1. Lavez les légumes. Coupez les tomates cerises en deux, la courgette en rondelles puis en quatre et le poivron en petits morceaux.
2. Dans une casserole à fond épais, faites chauffer l'huile d'olive et ajoutez-y l'ail haché. Faites cuire 1 minute, puis ajoutez les légumes et le basilic. Prolongez la cuisson 10 minutes à feu moyen.
3. Faites cuire les torsades selon les instructions sur le paquet. Égouttez-les, puis mélangez-les avec les légumes du soleil. À manger en fermant les yeux et en rêvant d'un soir d'été en Provence !

mes astuces miam-miam

Hachez quelques olives vertes dénoyautées et coupez quelques tranches d'un chorizo fort. Mélangez le tout aux légumes du soleil et hop ! un dîner magnifique pour Papa et Maman.

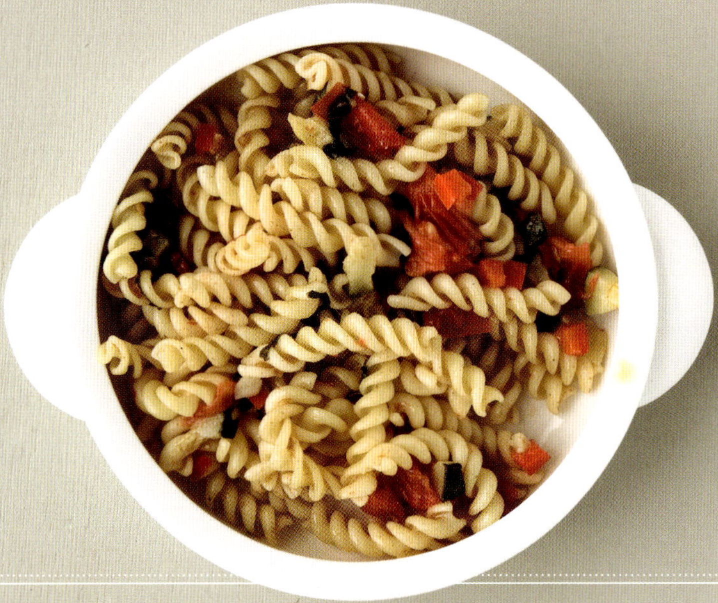

pennes aux pois croquants et pesto doux

5′ | 10′

Pour 1 portion de 230 g

Se préparent à la minute

60 g de pennes
100 g de pois croquants ou de mange-tout coupés en petits morceaux
1 c. à s. d'huile d'olive
1 petite gousse d'ail
5-6 feuilles de basilic
1 c. à s. de pignons de pin
1 c. à s. de parmesan râpé

1. Dans un robot ou dans le bol d'un mixeur, mettez l'huile d'olive, l'ail, le basilic, les pignons de pin et le parmesan, puis mixez pour obtenir un pesto homogène.
2. Dans une casserole, faites bouillir de l'eau et faites-y cuire les pois croquants pendant 7 à 10 minutes.
3. Faites cuire les pennes selon les instructions sur le paquet.
4. Égouttez-les, puis mélangez-les avec les pois croquants et le pesto doux. C'est un plat que ma fille trouve très drôle car elle trouvait que les pennes étaient comme faits sur mesure pour ses petits doigts !

mes astuces miam-miam

Pour les grands, parsemez ce plat de copeaux de parmesan frais et de pignons de pin que vous aurez préalablement grillés à sec dans une poêle antiadhésive.

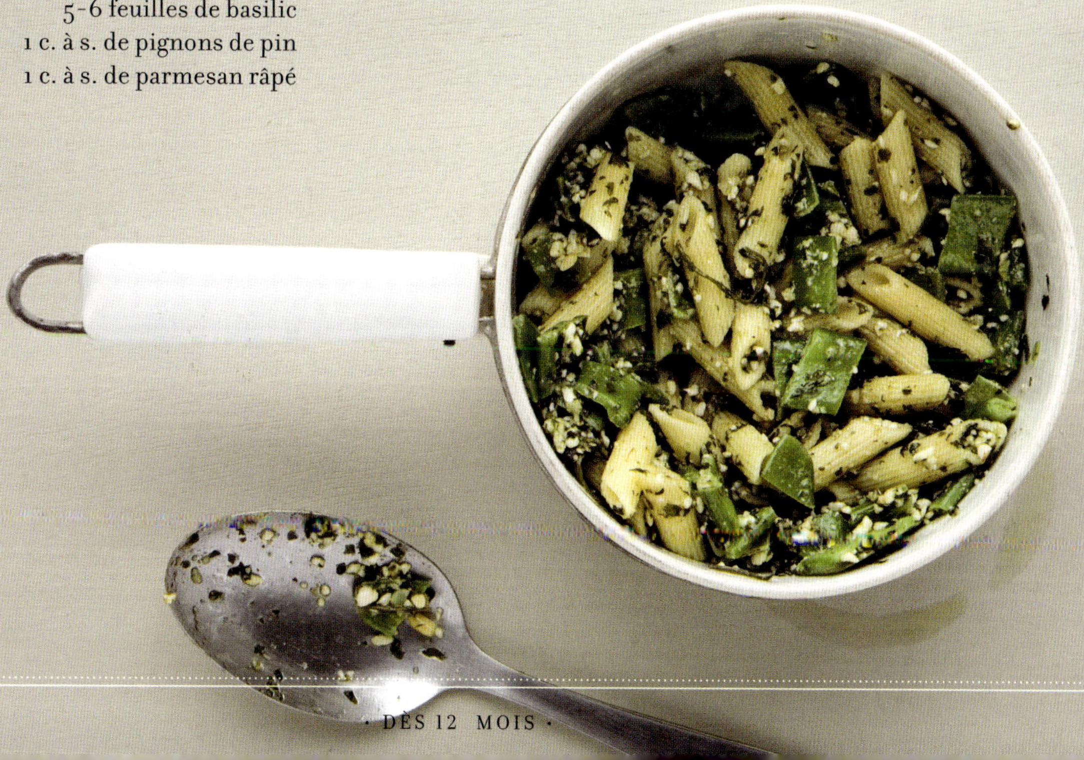

farfalles aux brocolis et au parmesan

5' | 10'

Pour 1 portion de 230 g

Se préparent à la minute

60 g de farfalles
100 g de fleurettes de brocoli
1 c. à c. d'échalote finement hachée
1 c. à s. d'huile d'olive
2 c. à s. de parmesan

1. Lavez les fleurettes de brocoli et coupez-les en petits morceaux. Dans une casserole à fond épais, faites bouillir de l'eau, plongez-y les brocolis et laissez cuire 5 à 7 minutes, puis égouttez.
2. Faites chauffer l'huile d'olive dans la même casserole et ajoutez-y l'échalote. Faites cuire 1 minute, puis remettez les fleurettes de brocoli. Prolongez la cuisson encore quelques minutes. Hors du feu, ajoutez le parmesan, réchauffez et mettez de côté.
3. Faites cuire les farfalles selon les instructions sur le paquet.
4. Égouttez, puis mélangez-les avec les fleurettes de brocoli au parmesan. À manger avec la fourchette préférée de Bébé.

mes astuces miam-miam

Cette recette est simple et se prépare avec presque tous les légumes verts. Pour une touche de finesse, ajoutez 1 cuillère à café de zeste de citron râpé, 1 cuillère à soupe de jus de citron et quelques feuilles de sauge. De quoi impressionner Belle-Maman passée à l'improviste un dimanche soir.

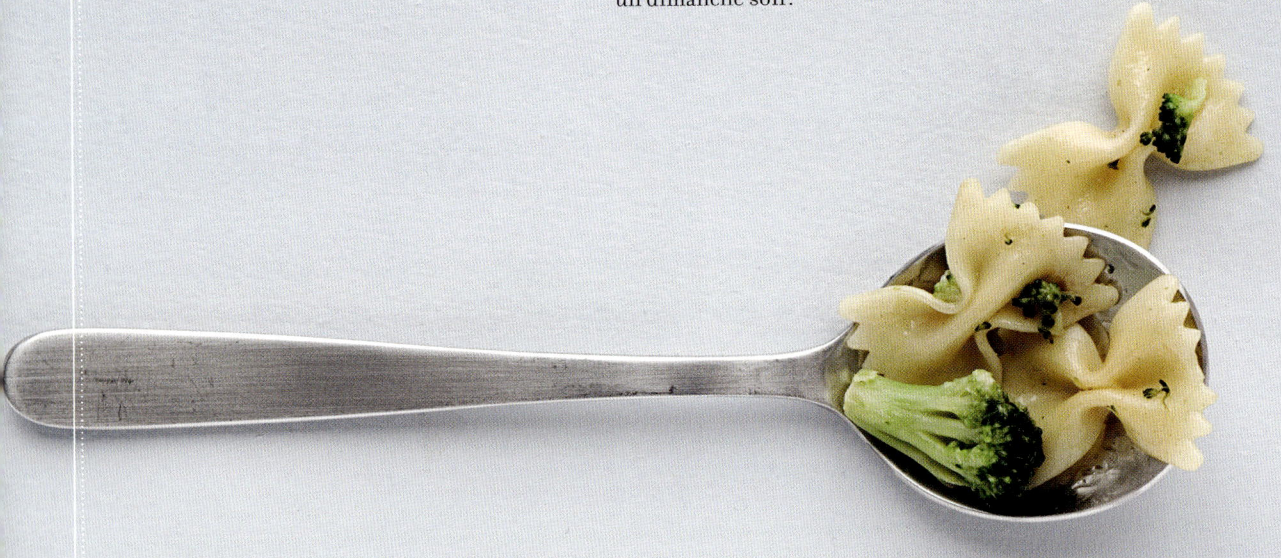

rotelles aux tomates cerises et à la mozzarella

5' | 10'

Pour 1 portion de 230 g

Se préparent à la minute

60 g de rotelles
6 tomates cerises
½ boule de mozzarella coupée en petits cubes
1 c. à s. d'huile d'olive
1 c. à c. d'ail finement haché
3-4 feuilles de basilic finement ciselées

1. Lavez les tomates cerises et coupez-les en deux.
2. Dans une casserole à fond épais, faites chauffer l'huile d'olive et ajoutez-y l'ail haché. Faites cuire 1 minute, puis ajoutez les tomates cerises et prolongez la cuisson encore 5 minutes à feu moyen. Hors du feu, ajoutez la mozzarella, remettez sur le feu et laissez jusqu'à ce que la mozzarella commence tout juste à fondre.
3. Faites cuire les rotelles selon les instructions sur le paquet.
4. Égouttez, puis mélangez-les avec les tomates cerises à la mozzarella et parsemez de basilic ciselé.

Celui qui trouve le bout du fil de la mozzarella a gagné !

mes astuces miam-miam

Le dîner de Bébé a donné l'eau à la bouche à votre cher et tendre ? Faites griller quelques tranches de jambon de Parme au four (5 minutes à 250 °C). Servez-lui les pâtes aux tomates cerises et à la mozzarella avec les tranches de jambon grillées écrasées par-dessus. Un délice.

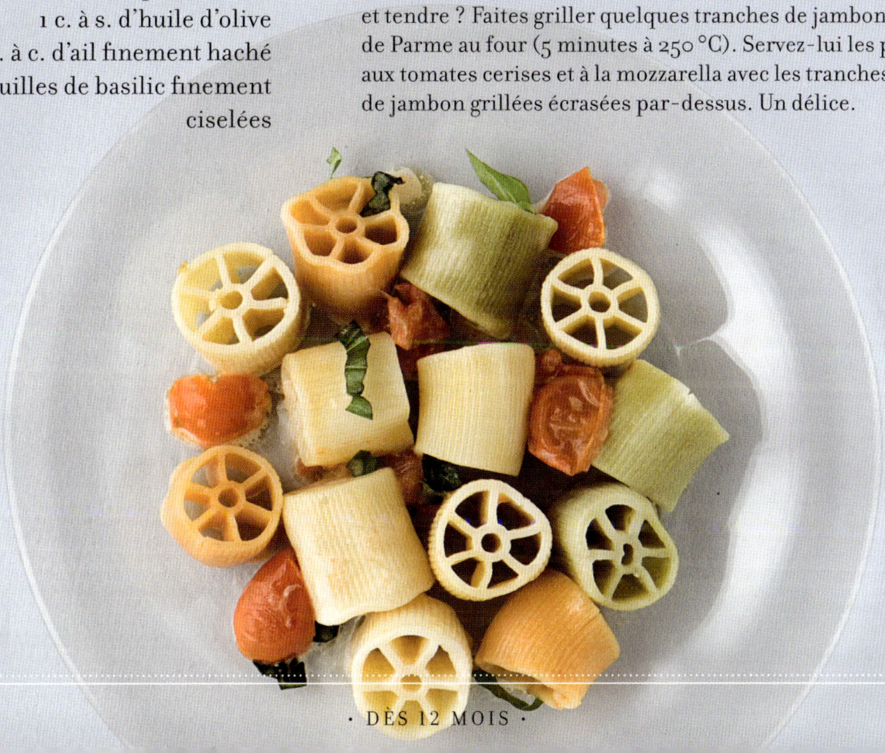

compote mangues-bananes

10'	10'	24^h	-18°

Pour 5 portions de 100 g

2 belles mangues mûres
(environ 400 g de chair)
3 bananes

1. Coupez les mangues de haut en bas en passant de part et d'autre du gros noyau. Avec un petit couteau, enlevez la peau des deux moitiés et coupez la chair en morceaux. Récupérez également la chair restant autour du noyau.
2. Ôtez la peau des bananes et coupez-les en rondelles.
3. Dans une casserole, mettez les mangues et les bananes, puis couvrez-les à moitié d'eau. Faites bouillir, couvrez et laissez cuire pendant 10 minutes. En fin de cuisson, il doit rester environ 3 cuillères à soupe d'eau.
4. Mixez pour obtenir une compote bien lisse.

mes astuces miam-miam

Moins chère et plus pratique que la mangue fraîche, optez pour la mangue surgelée, disponible en tranches sans peau !
Parfait pour une compote.

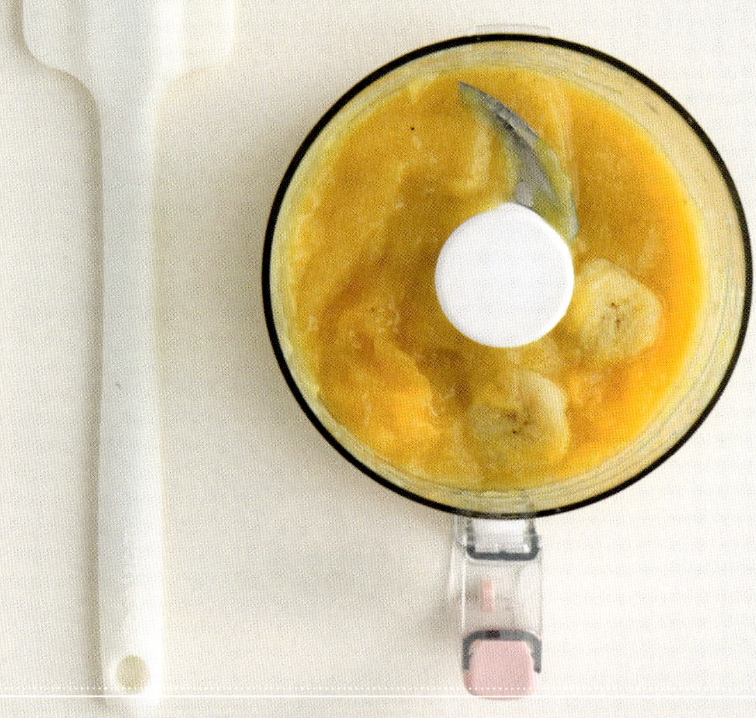

compote ananas-litchis

15' · 20' · 24h · -18°

Pour 5 portions de 100 g

2 ananas Victoria,
soit environ 300 g
200 g de litchis
(frais ou surgelés, évitez ceux en boîte
car beaucoup trop sucrés)

1. Ôtez la peau des ananas en veillant à ne pas laisser la moindre trace de peau sur la chair. Coupez autour du noyau dur des ananas et jetez-les, puis taillez la chair en cubes.
2. Enlevez les coques de litchis si vous en utilisez des frais et dénoyautez-les.
3. Dans une casserole, couvrez les fruits à moitié d'eau, couvrez, faites bouillir et laissez cuire à feu doux pendant 20 minutes. En fin de cuisson, il doit rester environ 3 cuillères à soupe de jus.
4. Mixez pour obtenir une compote bien lisse.

mes astuces miam-miam

Étant la compote préférée de ma fille lorsqu'elle était petite, je la faisais souvent et toute l'année. Bien plus pratique que le frais, vous trouverez toute l'année de l'ananas et des litchis surgelés prêts à l'emploi.

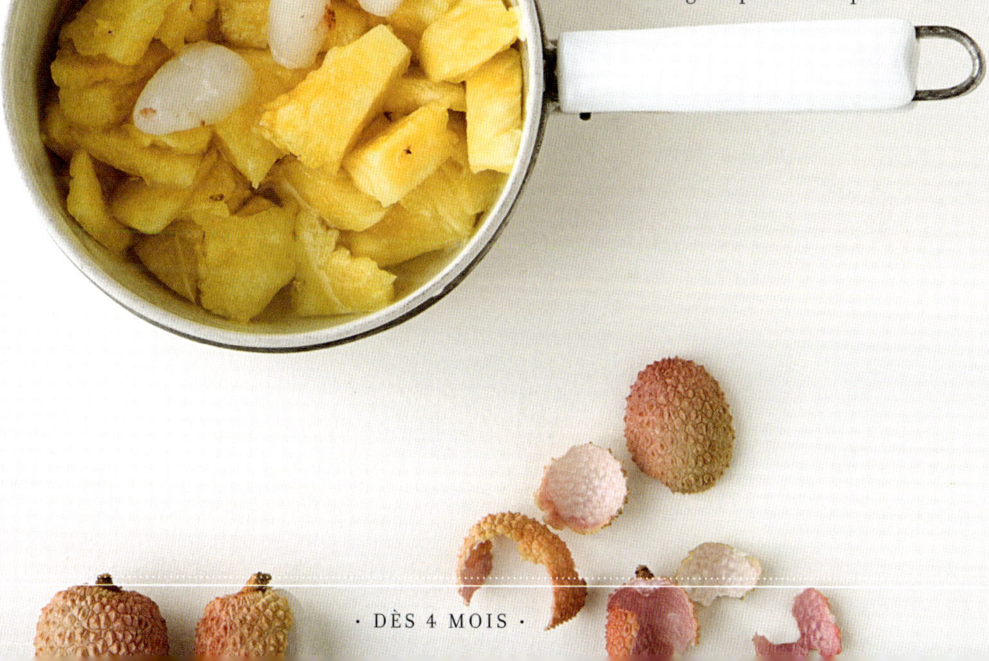

compote cerises-pommes

20'	15'	24h	-18°

Pour 5 portions de 100 g

400 g de cerises
3 grosses pommes
(belle de Boskoop ou golden),
soit environ 300 g

1. Lavez les cerises, ôtez les queues et dénoyautez-les à l'aide d'un petit couteau.
2. Lavez et épluchez les pommes, enlevez les pépins et coupez-les en cubes.
3. Dans une casserole, couvrez les fruits à moitié d'eau, faites bouillir, couvrez et laissez cuire pendant 15 minutes. En fin de cuisson, il doit rester environ 3 cuillères à soupe d'eau.
4. Mixez pour obtenir une compote lisse.

mes astuces miam-miam

Hors saison, vous pouvez remplacer les cerises par des raisins noirs. Lavez-les, coupez-les en deux et ôtez les pépins. Prenez de préférence des pommes bien sucrées du type golden pour contrebalancer la légère acidité de la peau des raisins.

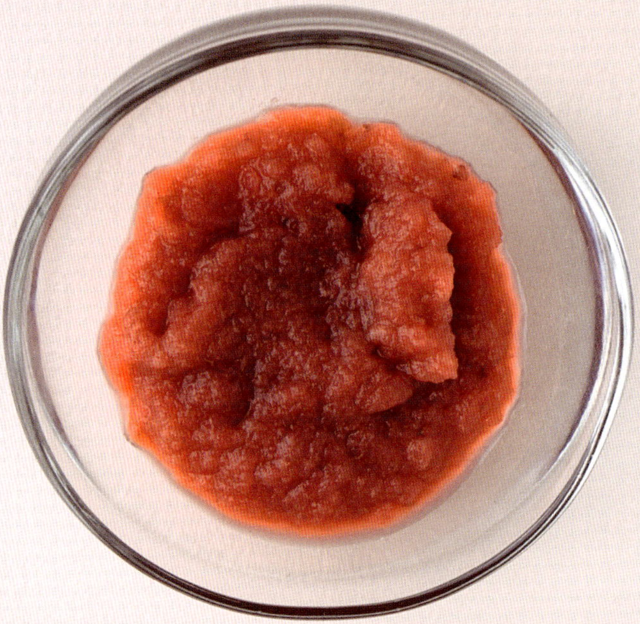

compote prunes-poires

15' | 15' | 24h | -18°

Pour 5 portions de 100 g

15 prunes de taille moyenne (environ 350 g)
3 poires sucrées (williams)

1. Lavez les prunes et dénoyautez-les à l'aide d'un petit couteau.
2. Lavez et épluchez les poires, enlevez les pépins et coupez-les en cubes.
3. Dans une casserole, couvrez les fruits à un tiers d'eau, faites bouillir, couvrez et laissez cuire pendant 15 minutes. En fin de cuisson, il doit rester environ 3 cuillères à soupe d'eau.
4. Mixez pour obtenir une compote lisse.

mes astuces miam-miam

Il y a beaucoup de variétés de prunes, certaines plus acidulées que d'autres. Utilisez les prunes bien mûres et sucrées car la peau ajoute une note acide.

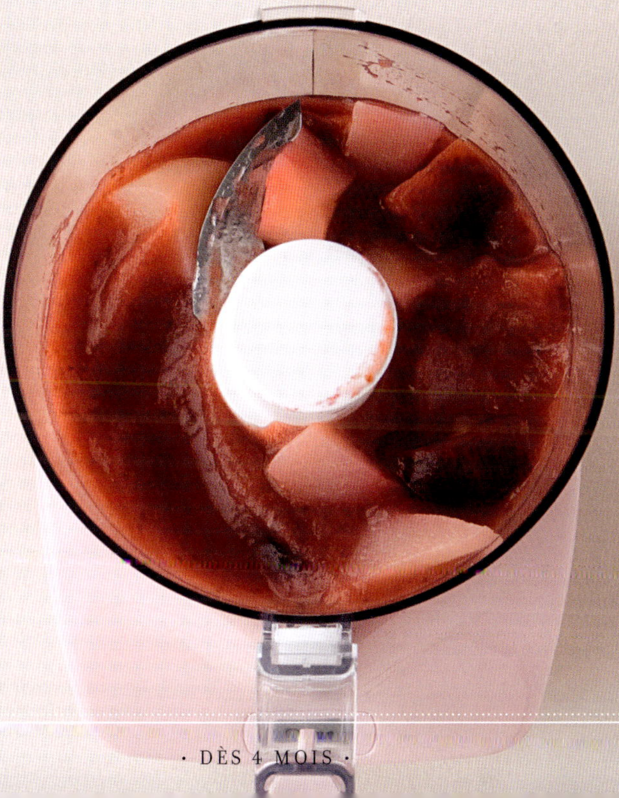

cookies aux flocons d'avoine

10'	10'	24h	-18°

Pour 16-20 cookies

3 dl de flocons d'avoine
100 g de beurre
150 g de sucre roux ou cassonade
1,5 dl de raisins secs
5 c. à s. d'eau
2 dl de farine

1. Faites fondre le beurre.
2. Dans un bol, mettez les flocons d'avoine, puis versez le beurre fondu par-dessus. Mélangez.
3. Ajoutez le sucre et les raisins secs, puis incorporez peu à peu la farine. Ajoutez l'eau et mélangez afin d'obtenir une pâte bien ferme.
4. Formez des petites boules et placez-les, espacées de 5 cm, sur une plaque recouverte de papier sulfurisé. Aplatissez-les légèrement et enfournez à mi-hauteur pour 10 minutes.
5. Sortez les cookies du four et laissez-les refroidir sur une grille avant de les servir accompagnés de brochettes de fruits.

mes astuces miam-miam

Envie d'un péché ? Remplacez les raisins secs par des pépites de chocolat...

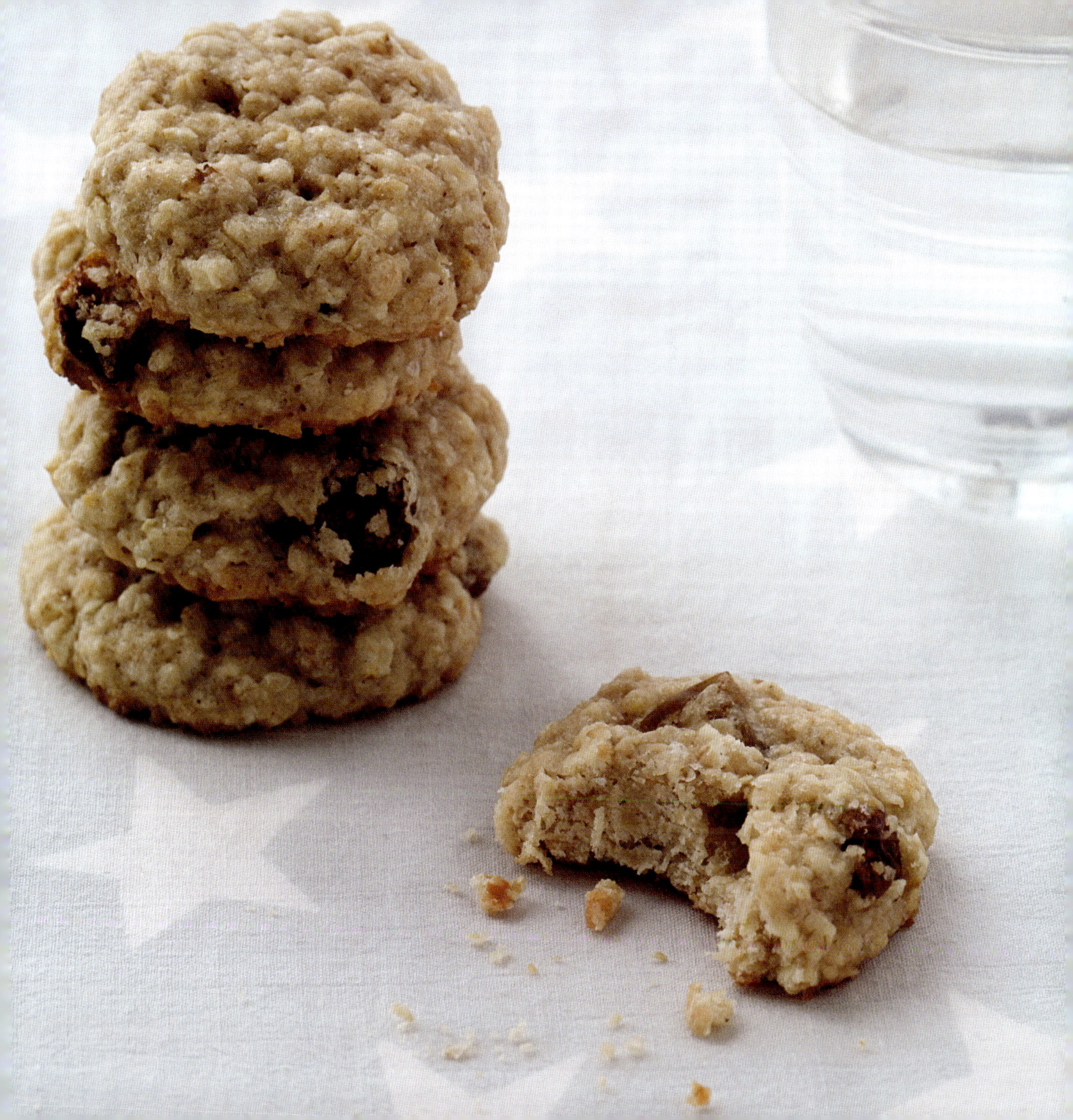

QUEL ALIMENT À QUEL ÂGE ?

	à partir de 4 mois	à partir de 6 mois	à partir de 9 mois	à partir de 12 mois
ABRICOT			34	
AGNEAU		14		
ANANAS	65			
AUBERGINE			34, 35	
AVOCAT	29			56
AVOINE				68
BANANE	64			
BŒUF		18		48
BROCOLI	26	12, 14	38, 44	50, 62
CAROTTE		18	34	50, 56
CÉLERI-RAVE		14, 18		
CERISE	66			
CHOU-FLEUR	22			
COMTÉ				56
COURGETTE		12, 14, 16	34, 35, 38, 41	50, 60
ÉPINARD		20	40	
FÈVE		14	41	
GINGEMBRE			34	50
HARICOTS VERTS	28	12, 14	38	50
JAMBON				52
JUS D'ORANGE				32
KIRI® (FROMAGE)			36, 44	
LAIT DE COCO				50

QUEL ALIMENT À QUEL ÂGE ?

remerciements

Je suis vraiment fière de ce carnet de recettes, qui n'était, jusque-là, que mon outil de travail, écrit à la main, usé et plein de taches. Si, aujourd'hui, ce carnet est devenu ce livre, c'est grâce à l'implication de plusieurs personnes qui ont été, au gré de l'avancement de l'ouvrage, testeurs, soutiens, sources d'inspiration, correcteurs et j'en passe !

Un grand merci tout d'abord à Marabout, à Emmanuel et à Amaryllis, qui m'ont donné la chance de faire ce livre, qui m'ont fait confiance, et grâce à qui ce livre est vraiment beau, personnel et différent. Merci aussi à Fred et à Sonia Lucano pour les magnifiques photos, et aux bébés mannequins qui se sont si bien prêtés au jeu. Et un énorme merci à Cédrine Meier, qui, grâce à son formidable talent d'écrivain, m'a aidée à rendre les textes légers, pertinents et drôles.

Je veux aussi faire un grand hommage à mon mari David, qui, par son soutien, sa tolérance et son implication dans la famille, m'a permis de me lancer dans cette folle aventure qu'est Les Menus Bébé *et de travailler jour et nuit sur ce livre.*

Enfin, le plus grand des mercis à mes enfants Maya et Milo. Vous êtes ma raison de vivre et mon inspiration. Tout cela, c'est grâce à vous. Je vous aime à la folie !

Merci à White and Brown petit électroménager.

Les éditions Marabout remercient tout particulièrement les parents des petits qui ont bien voulu se prêter au jeu des séances photos !

Tous les bébés de ce livre sont habillés par LILI & THE FUNKY BOYS, merci Esther !

Tous droits réservés. Toute reproduction ou utilisation de l'ouvrage sous quelque forme et par quelque moyen numérique, analogique, photocopie, enregistrement ou autre que ce soit est strictement interdite sans l'autorisation de l'éditeur.

© Hachette Livre (Marabout) 2009
Dépôt légal : avril 2010
Imprimé en Chine par Leo Paper
ISBN : 978-2-501-06372-2
40.3696.8 / 01

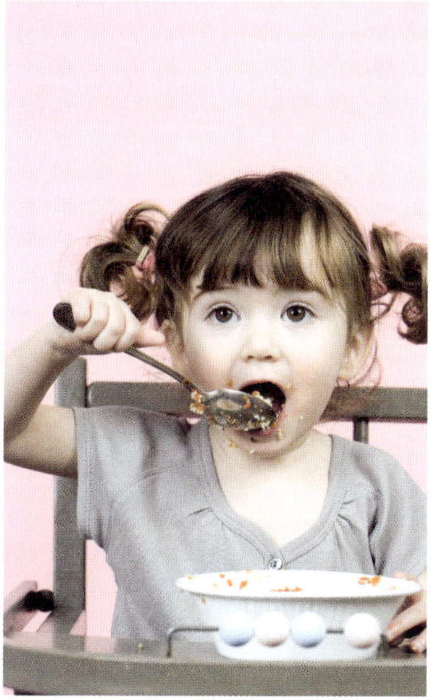
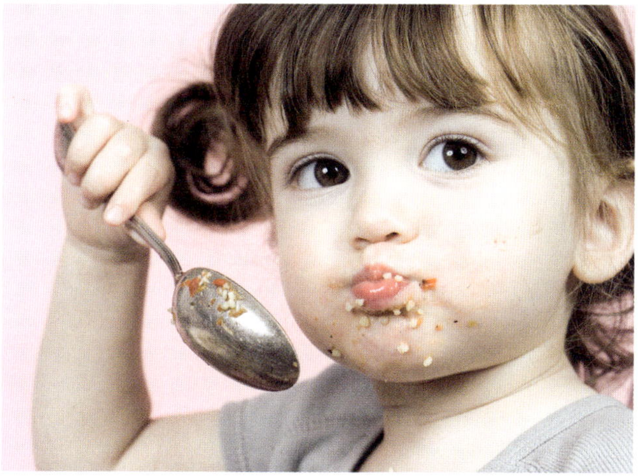
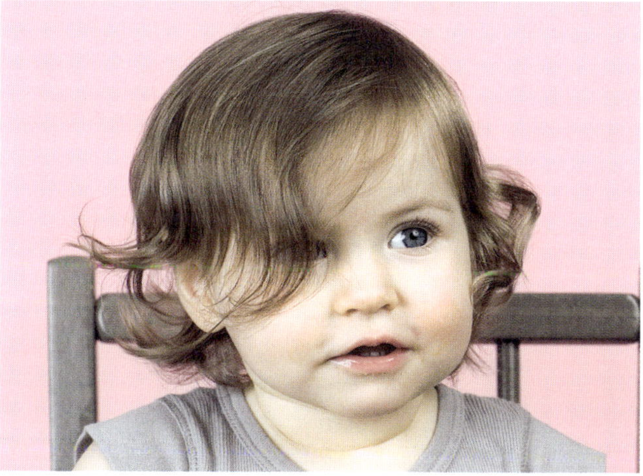
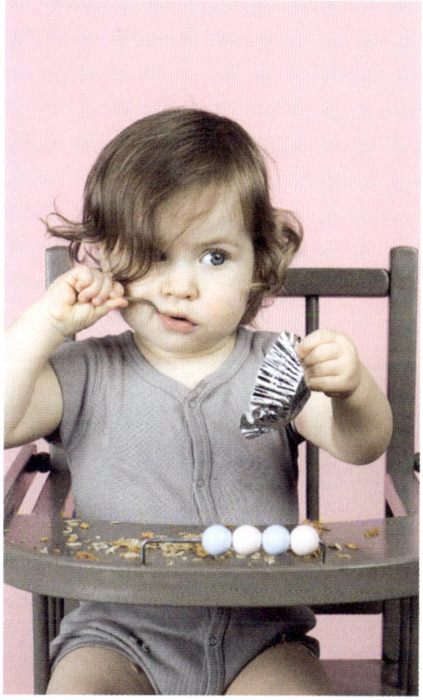

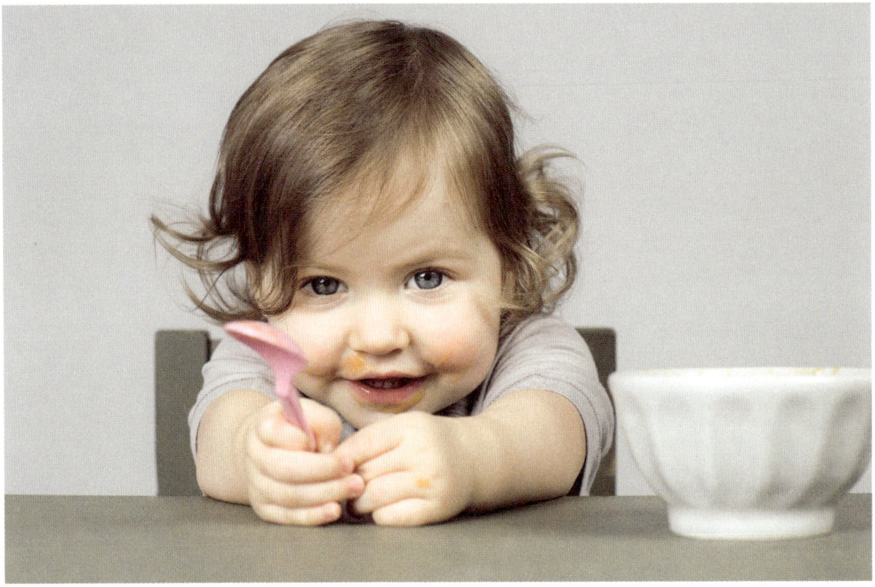

Vera,
16 mois,
gourmande

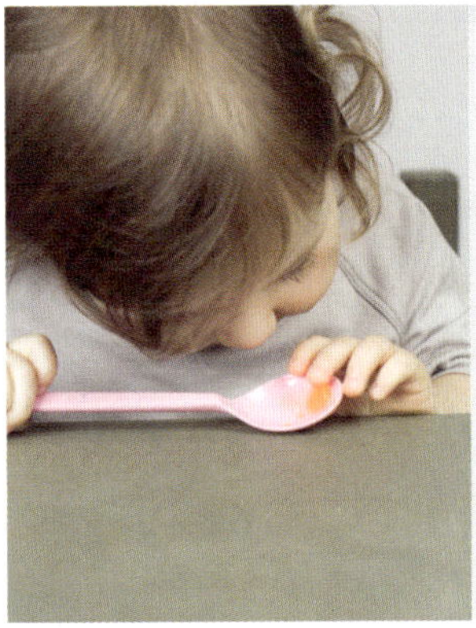

Mona, 6 mois,
baby gastronome

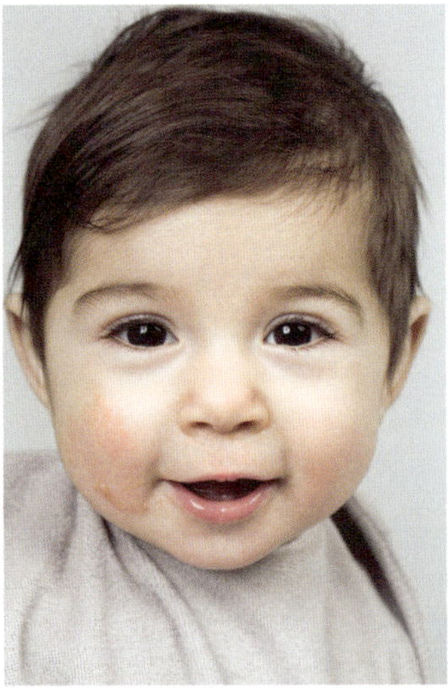

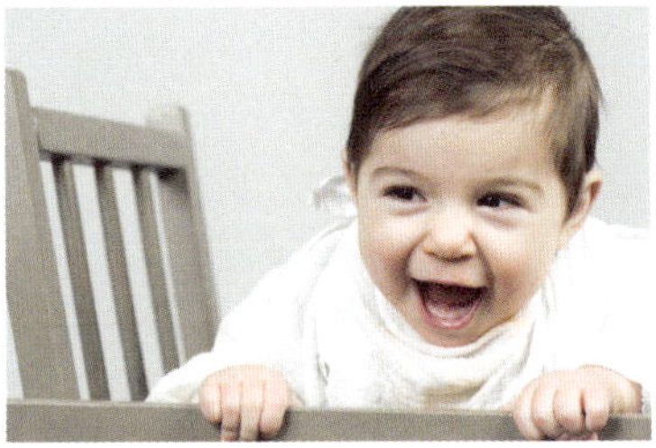